糖尿病
降糖100问 （视频版）

张晔 / 编著

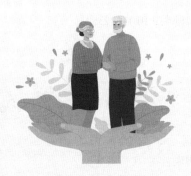

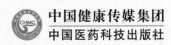

中国健康传媒集团
中国医药科技出版社

内 容 提 要

饮食疗法是治疗糖尿病的基础，适用于各型糖尿病患者。本书从糖尿病患者关心的热点问题、糖尿病患者的科学饮食方法、糖尿病饮食的合理搭配、一天食谱的安排原则、糖尿病并发症和特殊人群的饮食原则、糖尿病日常饮食调养建议6个方面进行介绍，并精选糖尿病患者关于饮食的100个高频问题进行解答。全书内容丰富、图文并茂，实用性和可操作性强，内附同步配套的精讲视频，适合糖尿病患者及其家属参考使用。

图书在版编目（CIP）数据

糖尿病降糖 100 问 : 视频版 / 张晔编著 . -- 北京 :
中国医药科技出版社, 2025. 1. -- ISBN 978-7-5214
-5144-3

Ⅰ . R247.1-44

中国国家版本馆 CIP 数据核字第 2024T2T931 号

美术编辑 陈君杞
版式设计 也 在

出版 **中国健康传媒集团** ｜ 中国医药科技出版社
地址 北京市海淀区文慧园北路甲 22 号
邮编 100082
电话 发行：010-62227427 邮购：010-62236938
网址 www.cmstp.com
规格 710 × 1000mm $\frac{1}{16}$
印张 11 $\frac{1}{2}$
字数 186 千字
版次 2025 年 1 月第 1 版
印次 2025 年 1 月第 1 次印刷
印刷 天津市银博印刷集团有限公司
经销 全国各地新华书店
书号 ISBN 978-7-5214-5144-3
定价 **49.00 元**

获取新书信息、投稿、为图书纠错，请扫码联系我们。

前 言

　　我国糖尿病发病率在过去 30 年中呈上升趋势，据不完全统计，全国糖尿病患病总人数已超过 1.17 亿人，且发病年龄趋于年轻化。糖尿病易引发并发症，已经严重威胁到人类的健康。实际上，不管是对于糖尿病患者还是对于血糖正常的人来说，自身的血糖调节都非常重要。

　　血糖与吃进去的食物息息相关。而在生活中，很多人都会不知不觉摄入一些对血糖造成不利影响的食物。比如，精白米面、高盐食品、加工肉制品的过多摄入就可能增加 2 型糖尿病的风险。还有不少糖尿病患者也存在一些饮食误区，在他们看来，减少饮水可能会避免多尿，不吃主食就等于减糖，不甜的食物不会升高血糖，不能吃水果，可以放心吃无糖食品，只能吃素菜而不能吃肉……这些都是误解，其实只要一日三餐吃对了，不但可以享受美食、吃喝自由，营养均衡，血糖也完全可以控制得很好。

　　血糖可调可控，饮食是重点。饮食治疗是所有糖尿病患者需要坚持的治疗方法。只有饮食控制得好，口服降糖药或胰岛素才能发挥好疗效。本书针对糖尿病患者经常咨询的 100 个高频问题予以解答，并附有同步配套的精讲视频，指导糖尿病患者遵循科学的饮食原则，利用食物交换份法搭配自己的一日三餐，参照食物血糖生成指数来选择食物，学会控糖技巧并制作各种降糖餐，在尽享美食的同时又控制好病情，吃得放心，吃得合理。

希望本书能成为糖尿病患者科学控糖、延缓病情的助手，也希望各位读者都拥有健康幸福的生活！

编　者

2024 年 6 月

目录

Part 1
糖尿病患者关心的热点问题

Part 2
糖尿病患者的科学饮食方法

Part 3
糖尿病饮食的合理搭配

Part 4
一天食谱的安排原则

Part 5
糖尿病并发症和特殊人群的饮食原则

Part 6
糖尿病日常饮食调养建议

附录

Part 1
糖尿病患者关心的
热点问题

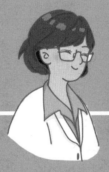

001

糖尿病可以预防吗？
怎样做能远离糖尿病？

我的回答是肯定的，积极的生活方式调整有利于预防糖尿病。不良的生活习惯如经常熬夜、缺乏运动、饮食不合理以及情绪不佳等，都对血糖有很大的影响，可能年轻的时候并不会引起血糖的波动，但是可能造成胰岛功能受损，对肝脏功能也会有影响。随着年龄的增长，胰岛功能受损程度决定了糖尿病发生的早晚和病情轻重。所以，糖尿病是可以预防的，尤其要从生活方式上预防。

002

低血糖是糖尿病先兆吗？

糖尿病早期出现低血糖反应是很多糖尿病患者可能遇到的情况。如何通过饮食预防低血糖呢？多数患者出现低血糖症状时，往往是喝糖水或者吃一大把糖缓解。其实不建议这么做，因为这样做对胰岛的伤害更大。

我想跟大家分享一个好方法。以更年期女性为例，如果再出现低血糖的症状，不管是什么原因引起的，一个馒头就可以解决。无论硬面馒头、戗面馒头都可以，锅盔、新疆烤馕或者山东煎饼也行，当然最好是馒头。

—— 馒头粒的使用方法 ——

制作方法：把一个发好面蒸熟的馒头去皮（注意馒头切块之前必须去皮，不去皮可能损伤口腔黏膜），把它切成像骰子或者大拇指指肚大小的块儿，倒入锅中炒至焦黄色即可（不用放油和调味品），这样就可以脱去一部分馒头里的水分便于保存。将馒头粒装在保鲜袋里，随身携带，食用方便。如果家里有烤箱，或者空气炸锅，那就再好不过了，但是不建议用微波炉。炒馒头粒也可以用苏打饼干代替，但是不建议用含糖或油的点心。

服用方法：假如说前一天早上 10 点出现低血糖了，那就要在第二天早上 9 点半左右开始嚼 1 个馒头粒，注意要慢慢地嚼、细细地嚼，嚼完后喝 100ml 40℃左右的白开水，然后再嚼第二粒，一共嚼 5 粒，持续时间大约 30 分钟。第三天早上 9 点 40 分或 9 点 45 分再去吃馒头粒，按照第二天的方法吃即可。坚持半个月的时间（此为一个疗程），短期也可以先吃一周，低血糖的症状就会得到缓解。如果 3 个月后又出现低血糖，也可以用同样的方法。更年期女性会出现激素、神经功能紊乱，用这种方法可以很好地预防糖尿病低血糖反应。

经常出现低血糖的症状，很可能是胰岛功能、糖代谢出现了问题，用这个方法可以保护胰岛功能并调整糖代谢。

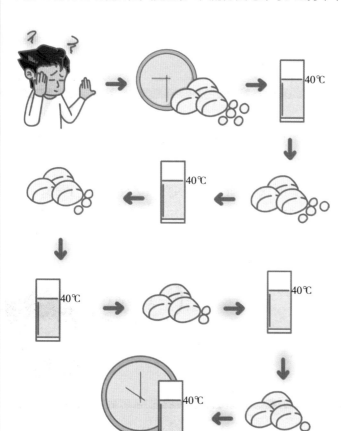

003
糖尿病"偏爱"哪些人？

是不是所有人都容易得糖尿病？其实也不是。除了家族遗传以外，糖尿病"偏爱"这几类人。

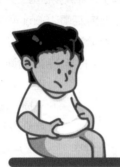

1 体型肥胖者。这个"胖"不是指肌肉量超重，而是指脂肪量多，尤其是腹部肥胖的人更容易得糖尿病。

2 饮食不规律的人。通俗地讲，就是吃饭太"任性"。这个"任性"不一定是指吃得多，也指想吃什么就吃什么，想什么时候吃就什么时候吃，这样肝脏、胃肠、胰岛功能等都会或多或少受到伤害，偶尔一次没有问题，但长期不规律饮食就会出现血糖异常，容易引发糖尿病。

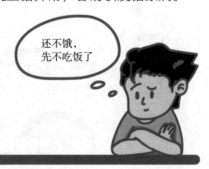

还不饿，先不吃饭了

3 　　睡眠差、爱熬夜的人。这种人不一定胖，也可能很瘦，但是睡眠极度不好，尤其是经常熬夜也没有补觉的时间。长期熬夜导致身体抵抗力下降和神经衰弱，睡眠不足还会降低胰岛的敏感性，影响多种激素分泌，从而可能升高血糖水平，诱发糖尿病。

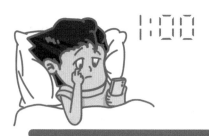

4 　　已经出现了脂代谢异常但血糖还正常的人。这时候如果不注意调整已经出现的代谢性疾病，血糖异常或早或晚一定会发生。糖代谢和脂代谢二者密切相关，相互影响，易引起多种慢性疾病的发生。

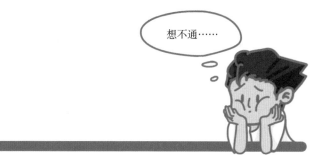

想不通……

004
糖尿病患者或糖尿病高危人群
应注意哪些？

糖尿病患者和容易得糖尿病的人需要注意以下几点。

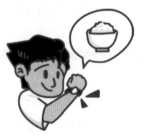

1 饮食要规律。要适量进食、定时定量，不要饥饱无度、暴饮暴食。

2 保持标准体重。胰岛素抵抗和肥胖有直接的关系。对于肥胖的2型糖尿病患者来说，体重减轻之后就会减轻胰岛素抵抗，从而改善血糖的波动，这对预防糖尿病的发生也是很重要的。

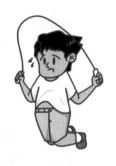

3 睡好觉。所谓"睡好一整觉，胜过吃补药"。其实睡觉是身体自我修复和调节的重要过程，糖尿病患者一定要有规律的睡眠，而且要保证睡眠的时间和质量，这是非常重要的。

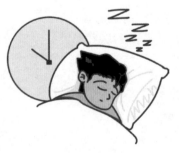

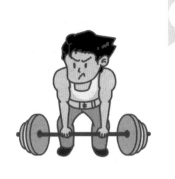

4 适当增加肌肉量。肌肉与糖代谢、脂代谢和血液循环都有直接关系，增加肌肉量可以提高葡萄糖的代谢率，肌肉收缩也加速了血液循环。可以说肌肉就像储存糖的仓库，能帮助消耗和储存大部分肌糖原。肌肉量多的时候，血糖稳定性就会好一些，而运动是增肌的最直接方式，所以糖尿病患者每周或者是每天要有计划地去锻炼。年轻人运动有助于增长肌肉，老年人运动有助于减缓肌肉流失。

这些都是预防糖尿病发生的重要而有效的措施，也是对容易得糖尿病的人的重要提示。

005
糖尿病患者的表现只有三多一少吗？

三多一少是糖尿病的典型症状，包括多饮、多尿、多食、体重下降，一般出现上述症状时临床上会高度怀疑是糖尿病，患者要及时去医院做血糖检查、尿糖检查、胰岛 B 细胞功能检查等，以判断自己是否患有糖尿病。但也有很多糖尿病患者的症状是不典型的，往往因为没有三多一少的典型症状就被忽略了，特别是近几十年来，这种现象更多。

常被忽略的糖尿病非典型症状主要包括以下几个方面。

1 手脚麻木，有疲劳感。有些患者感觉腿总是特别没劲儿，胀胀的，像柱子一样，看上去也没肿，就是没有力量，走起路来觉得很累。

2 视物模糊。有些患者眼睛会不舒服，总感觉前面像有层膜，看东西模模糊糊。

4 皮肤瘙痒，伤口难愈合。有些患者会有皮肤过敏的表现，以前蚊子叮咬后会自行愈合，但现在只要皮肤有破损就很难自愈，有时还奇痒无比，有时会化脓，炎症反应比较厉害，需要用药才能缓解。

6 经常有饥饿感。部分糖尿病患者有时没有食欲，有时又突然吃得特别多且容易饿。

3 心慌气短。有些患者稍微走快一点或者上个楼梯就喘得不行，这样的患者大部分都会去看心脏，其实去检查的时候，可以顺便检查一下血糖是否有异常。

5 抵抗力下降，容易合并各种感染。糖尿病属于慢性消耗性疾病，如果患者长期血糖较高或波动较大，机体的正常防御机制被打破，会增加感染风险。

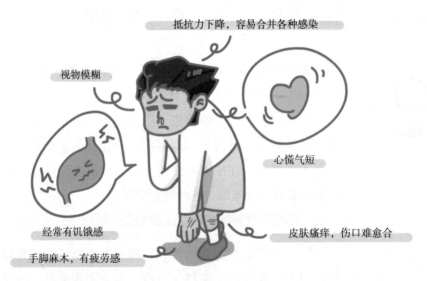

糖尿病的诊断不只是三多一少，如果患者有以上非典型症状，可以去检查一下是否有血糖异常。

006
哪些人必须严格控制血糖？

如果长期控制不好血糖，会导致严重并发症。以下人群必须严格控制血糖。

1 　**心脑血管疾病患者。**也就是已经出现血脂、胆固醇或者尿酸等代谢异常的患者，建议在平时去医院就诊时，顺便查一下空腹血糖、餐后2小时血糖。因为其他代谢出现异常时，实际上整个身体的代谢调节也会出现问题。可能患者目前胰岛功能还正常，或者肝脏合成糖原的能力比较强，暂时血糖未表现出异常，但是如果这时忽略了血糖管控，或早或晚血糖也会出现异常。当血脂、胆固醇、尿酸代谢异常又合并出现血糖异常时，治疗难度会增大，治疗效果也不会很好。

2 　**超重或肥胖人群。**体重指数属于超重或肥胖，平时经常熬夜，运动量又很少，这类人群也一定要严格控制血糖。在控制血糖时，做到以下几点：（1）控制主食量，少量多餐，一般主食每餐不超过100克；（2）主食选粗不选精，精细的粮食要少一些；（3）晚上加餐要少，而且时间不能太晚，在加餐时尽量减少碳水化合物含量高的或者是糖多的食物。

3 　　有糖尿病家族史的人群。调查发现，糖尿病患者的亲属发病率远高于非糖尿病患者。如果你的祖辈或者是父辈等家族成员有血糖异常或者糖尿病，即使现在体重和其他指标也还正常，仍需在饮食和生活方式上适当注意控制血糖，因为你遗传了糖尿病的易感体质，比他人发生血糖异常或者糖尿病的概率会相对高一些。

4 　　工作强度和工作压力特别大的人群。对于这些人，我往往提醒他一定要吃好饭，注重饮食均衡，特别是增加膳食纤维、维生素、矿物质和蛋白质的摄入。这点至关重要，对于控制血糖也是有好处的。

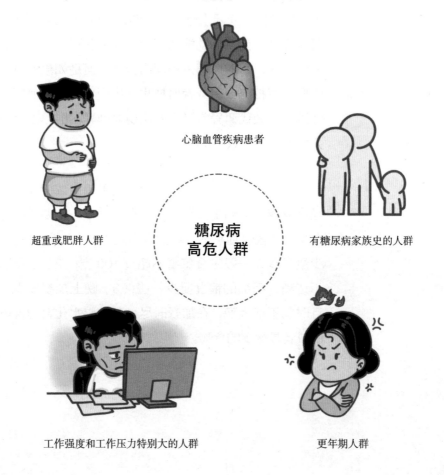

心脑血管疾病患者

超重或肥胖人群

糖尿病
高危人群

有糖尿病家族史的人群

工作强度和工作压力特别大的人群

更年期人群

5 　　　　更年期人群。一般女性在 45 岁左右，男性在 55 岁左右都会出现更年期症状，也称为激素水平变化引起的代谢异常。也就是说，原来的一个平台基本上要打乱了，要重新建立另外一个平台，在这个过程中体内激素调节功能紊乱，糖代谢会不稳定，容易出现高血糖状态，所以在这个时期要注意血糖的控制，必要的时候去检测下血糖，无论有无症状都建议进行定期体检。

007
控制血糖只能靠饮食控制吗？

　　　　糖尿病治疗有"五驾马车"，包括饮食控制、运动疗法、药物治疗、糖尿病教育及心理治疗、糖尿病自我监测。在糖尿病的治疗中，控制血糖不能仅靠饮食，但是饮食治疗是首选的、

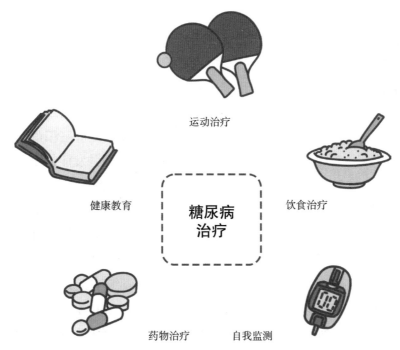

运动治疗

健康教育

糖尿病
治疗

饮食治疗

药物治疗　　自我监测

终身的、有效的、必要的，是治疗糖尿病的基础，是一切治疗方法的前提，适用于各型糖尿病患者。在饮食控制不好时，可以考虑其他方法，比如运动治疗、药物治疗。

采用饮食治疗时，每日热量供给量和食谱量要计算好，每天活动量、饮食、睡眠也要考虑进去，这样的饮食计划才是对的，我们称为饮食治疗或者生活方式治疗，也就是俗话说的"管住嘴，迈开腿"。另外要注意如果睡眠和情绪控制不好，也会影响血糖的稳定。如果在生活方式治疗效果不是很好的情况下，可以在医生的指导下使用药物治疗，比如口服降糖药物和皮下注射胰岛素。控制血糖通常进行综合治疗，没有哪个方法是唯一的。

008
糖尿病患者吃主食是不是越少越好，不吃才好呢？

糖尿病患者吃主食并不是越少越好。因为我们的人体需要动力和能量，这个碳水化合物也就是粮食给我们的能量是最好的，也是对我们身体最没有负担的。如果吃得特别少，导致碳水化合物缺乏而不能供给能量时，身体便要动用蛋白质和脂肪来供给能量，这样会产生肌酐和肌酸，对肝脏和肾脏就无形中增加了负担。长久下去容易导致糖尿病并发症的发生，也会导致营养不良、低血糖、代谢紊乱、酮症酸中毒等风险增加。

糖尿病患者需要科学合理饮食。其实糖尿病患者吃饭时主食占比和正常人没有太大区别，只是需要在控制每日总热量的前提下，稍微减少一些主食量。一般轻体力劳动者每天的摄入量不能少于 150 克粮食，也就是一顿饭不要少于 50 克粮食，建议以这个原则来设定每天能量摄入并安排主食的摄入量，这对于血糖的稳定和糖尿病并发症的预防是有好处的。

009
糖尿病患者绝对不能吃什么？

其实糖尿病患者什么都能吃，没有什么不能吃。只是要注意怎么吃，什么时间吃，吃多少，和什么搭配吃。糖尿病患者可以观察一下自己身体的变化情况来调整饮食。如果一定要提醒饮食禁忌，可以尽量避免以下食物。

1 动物内脏、动物油等脂肪含量较高的食物。比如猪肚、肥肠等。再比如红烧肉、五花肉，可以吃但要少吃一点，而且间隔的时间长一些，如果特别想吃这类脂肪含量高、热量多的食材，则建议搭配粗杂粮等膳食纤维含量高的食物一起吃。

2 高糖食物。糖尿病患者应避免摄入含糖量高的食物，如糖果、甜点、含糖饮料等。

有糖尿病患者问我能不能吃枣？其实枣的糖分还是比较大的，如果把枣煮在粥里是不行的，吃完血糖会升得很高，但是如果你把它蒸熟了，在两餐之间去吃，每天吃一个枣没有问题。

也有很多糖尿病患者说特想喝点蜂蜜水，可以吗？实际上我不太主张去喝。尽管蜂蜜水有润肠通便的作用，但喝了以后

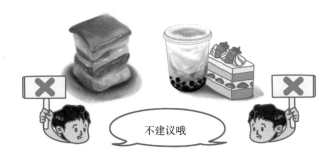

不建议哦

血糖会控制不好，如果非要喝，则需要考虑喝的浓度、喝的量、喝的时间。我建议在早晨起床空腹时可以喝点蜂蜜水（大约5%的浓度比较好），然后你就去晨练，晨练回来再吃早饭，这个时候喝这点蜂蜜水应该问题不是很大。

010
吃什么食物对稳定血糖有好处？

　　对同样的食物，不同人不同状态下的血糖反应也不一样，我们还是要根据自己的实际情况来判断。建议糖尿病患者选择血糖生成指数（简称GI）低和食物血糖负荷（简称GL）低的食物。

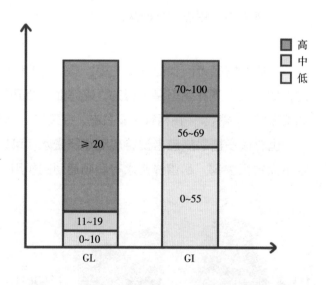

—— 选择低血糖生成指数（GI）的食物 ——

GI 反映某种食物与葡萄糖相比升高血糖的速度和能力，是衡量食物引起餐后血糖反应的一项有效指标。GI 越低，消化吸收速度越慢，餐后血糖水平越低。

食物中有机酸含量、糖的种类、膳食纤维含量、食物的烹调时间、加工精细度等都会影响 GI 值。

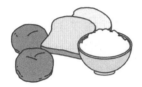

碳水化合物含量越高，GI 值就越高

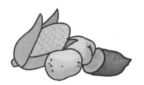

纤维含量越高，GI 值越低

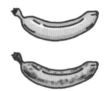

食物越成熟，GI 值越高

—— GI 判断标准 ——

高 GI 食物：GI ≥ 70。食物进入肠胃后消化速度快，吸收完全，对餐后血糖影响大（即葡萄糖进入血液后的峰值高，血糖迅速升高）。

中 GI 食物：55 < GI < 70。食物对餐后血糖影响中等。

低 GI 食物：GI ≤ 55。食物在胃肠中停留时间较长，释放缓慢，对餐后血糖影响小（即葡萄糖进入血液后的峰值低，血糖升高的速度较慢）。

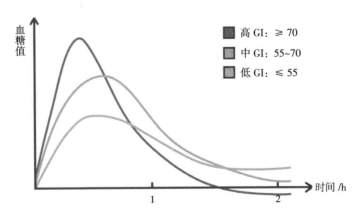

所有食物注意食不过量。低 GI 食物如进食过多也会加重餐后血糖负担；高 GI 食物并非完全限制食用，适当少食并通过合理搭配也能帮助维持血糖稳态。

选择低食物血糖负荷（GL）的食物

但应当注意的是，不同的食物含有的碳水化合物比例是不同的。为了评估相同重量食物对血糖总的影响，"食物血糖负荷（GL）"这一概念被提出了。食物的血糖负荷（GL）是结合每一种食物的升糖指数和摄入量计算出来的评价食物升糖能力的指标。一般来说，GL 值越高，升糖能力越强。当食物的 GL 值 <10 时，属于低血糖负荷饮食，对血糖变化影响很小，一般情况下可以理解成吃该食物的"安全量"。

血糖负荷值计算方法

GL=GI× 食物可利用碳水化合物的含量（g）/100。

GL 分级和评价为：

高血糖负荷食物：GL ≥ 20;

中血糖负荷食物：10 < GL < 19;

低血糖负荷食物：GL ≤ 10。

从 GI 和 GL 的概念可以看出，GL 不仅说明了食物升糖的快慢，还考虑到各种食物碳水化合物的含量不同以及实际摄入量对血糖的影响，也就是考虑到碳水化合物"质"和"量"的全面平衡。与 GI 相比，GL 更能真实反映实际饮食对糖尿病患者血糖的影响情况。

当然，如果觉得食物血糖负荷 GL 值算起来比较复杂，也可直接查阅该食物的升糖指数（表 1、文末附录表 1）。部分食物的 GI 和 GL 参考值见表 2。

表1　各类食物 GI 分类表

食物分类		食品名称	GI 分类
谷类及制品	整谷粒	小麦、大麦、黑麦、荞麦、黑米、莜麦、燕表、青稞、玉米	低
	谷麸	稻麸、燕麦麸、青稞麸	低
	米饭	糙米饭	中
		大米饭、糯米饭、速食米饭	高
	粥	玉米粒粥、燕麦片粥	低
		小米粥	中
		即食大米粥	高
	馒头	白面馒头	高
	面（粉）条	强化蛋白面条，加鸡蛋面条 硬质小麦面条、通心面、意大利面、乌冬面	低
		全麦面、黄豆挂面、荞麦面条、玉米面粗粉	中
	饼	玉米饼、薄煎饼	低
		印度卷饼、比萨饼（含乳酪）	中
		烙饼、米饼	高
方便食品	面包	黑麦粒面包、大麦粒面包、小麦粒面包	低
		全麦面包、大麦面包、燕麦面包、高纤面包	中
		白面包	高
	饼干	燕表粗粉饼干、牛奶香脆饼干	低
		小麦饼干、油酥脆饼干	中
		苏打饼干、华夫饼干、膨化薄脆饼干	高
薯类、淀粉及制品		山药、雪魔芋、芋头（蒸）、山芋、土豆粉条、藕粉、苔粉、豌豆粉丝	低
		土豆（煮、蒸、烤）、土豆片（油炸）	中
		土豆泥、红薯（煮）	高

食物分类	食品名称	GI 分类
豆类及制品	黄豆、黑豆、青豆、绿豆、蚕豆、鹰嘴豆、芸豆	低
	豆腐、豆腐干	低
蔬菜	芦笋、菜花、西兰花、芹菜、黄瓜、茄子、莴笋、生菜、青椒、西红柿、菠菜	低
	甜菜	中
	南瓜	高
水果及制品	苹果、梨、桃、李子、樱桃、葡萄、猕猴桃、柑橘、芒果、芭蕉、香蕉、草莓	低
	菠萝、哈密瓜、水果罐头（如桃、杏）、葡萄干	中
	西瓜	高
乳及乳制品	牛奶、奶粉、酸奶、酸乳酪	低
坚果、种子	花生、腰果	低
糖果类	巧克力、乳糖	低
	葡萄糖、麦芽糖、白糖、蜂蜜、胶质软糖	高

注：表格来源于《成人糖尿病食养指南》(2023 年版)

表 2　常见食物的 GI 和 GL 值

食物	GI	GL	食物	GI	GL
馒头	68	34	苹果	36	4.9
面条	50	37	干枣	102	69.8
白米饭	88	67	可乐	40	8.8
面包	65	51.5	巧克力	49	26
牛奶	27	3	大豆	18	17
酸奶	48	2.3	冰淇淋	61	8.7
土豆	54	10.7			

糖尿病患者在选择食物时，不能只考虑 GI 和 GL 或只吃低 GI 食物，还要考虑到每种食物的营养价值，做到食物多样化，以保证营养均衡，只有这样，才能控制好血糖同时又保证营养均衡。以下是对糖尿病患者的一些健康饮食建议。

（1）增加含钙量高的食物摄入。比如酸奶、坚果。

（2）增加膳食纤维含量高的食物摄入。除了青菜和粗杂粮之外，蘑菇、木耳等菌类也是不错的选择。如果这些食物平时吃得少，可以增加一些。比如做包子馅时可以加点黄花菜、木耳或者蘑菇（干蘑菇或鲜蘑菇都可以）之类，这是比较好的一个吃法。

（3）增加水产品摄入。如果尿酸不高，可以吃一些水产品比如虾、鱼或贝类，这些都是蛋白质和矿物质的良好来源，血糖生成指数相对较低，脂肪含量很少，吃起来比较简单，不用过度烹调，蒸或煮也不会增加太多的热量，既解馋又补充营养，也不会影响血糖代谢。这些食物我们平时可以多吃一些，作为一日三餐或者加餐都可以，有助于稳定血糖和预防糖尿病的发生。我之前有一个来自海边的糖尿病患者，他每天加餐会煮一小碗海瓜子（一种小蛤蜊，属于贝类海产品），血糖控制就挺好，这个饮食方式也是可取的。

011
无糖食品可以随便吃吗？

不可以。虽然无糖食品没有额外添加蔗糖，但可能含有麦芽糖、果葡糖浆、糊精等成分，同样可升高血糖，且升高血糖的效率比蔗糖还高，并不利于控制血糖，所以无糖食品并不等于没有糖。

无糖主食的原料本身就含有丰富的碳水化合物，而且为了改善口感会加入很多油脂，属高热量食物。糖尿病的饮食原则是控制总热量的摄入，如果脂肪摄入过多，热量也会升高，这对血糖的稳定是不利的。

　　无糖食品，为了改善口感还会添加香精、代糖（比如天然甜味剂、人造甜味剂）等调味剂，并不提供任何营养物质，反而会增加身体的代谢负担，尤其人造甜味剂的安全性还有待探究。

　　食用无糖食品对糖尿病患者没有好处，还有控制不好血糖的风险，我不建议随意食用。如果是为了解馋或者是改善食欲，一定要少吃，也不可将其当作主食。

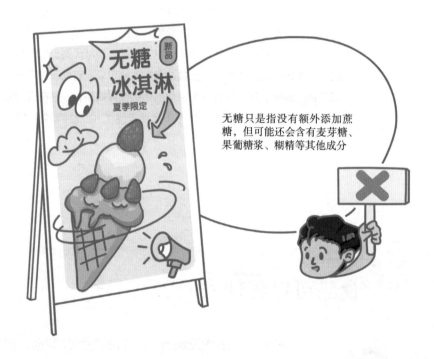

012
糖尿病患者如何缓解和改善饥饿感？

糖尿病患者可以通过调整进食速度、分散注意力的方式来缓解饥饿感。

1 **每餐吃慢点儿。**先吃粗粮（比如燕麦、荞麦、藜麦等）、膳食纤维含量高、偏硬和咀嚼时间长的食物，后吃精米精面，而且要多摄入热量低、膳食纤维含量高的蔬菜。这样做可以延缓胃排空，饱腹感会更强，饥饿感会往后延续。

我的团队在临床上做过糖尿病患者的对比试验，在两组均提供相同主食、副食（比如鸡蛋、肉）的情况下，一组配菜而另一组不配菜，两组患者出现饥饿感的时间不同，没有配菜的一组还不到2小时或者刚刚2小时就有饥饿感，配菜的一组有些患者快到下一餐吃饭前才有饥饿感，而有些患者仍没有饥饿感。通过这种现象的观察，我们发现：糖尿病患者每餐增加含有膳食纤维的蔬菜摄入，有助于缓解饥饿感。

 分散注意力。吃完饭后去活动一下，在此期间多喝几次水，忙碌一些其他的事情分散下精力，饥饿感也会得到缓解。

以上都是糖尿病患者缓解饥饿感的方法，大家可以试一下。

013
糖尿病患者能不能喝酒？

从理论上来讲糖尿病患者不能喝酒。酒的主要成分是乙醇，乙醇会影响肝细胞的代谢，对人的肝脏造成巨大损伤，影响肝脏的解毒代谢功能，引发肝硬化、肝癌等疾病。所以不建议糖尿病患者喝酒。如果遇到非喝不可的场合，需要严格限量，切记别空腹，建议最好不喝。

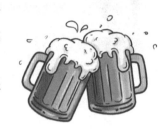

以下是对糖尿病患者饮酒的建议。

1 避免空腹喝酒伤胃。建议在饮酒前要先吃些饭菜或少量主食。

 ≈

一瓶（500ml）啤酒（3.6°）　　　四两米饭

2 饮酒时应减少主食量，以免能量超标。在喝酒过程中，特别是有时候喝一点啤酒或者葡萄酒的时候，要减少主食量。

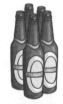 ≈

五瓶（500ml）啤酒（3.6°）　　　二斤米饭

 ≈

二两（100ml）白酒（42°）　　　四两米饭

3 不能通过喝白酒来调整血糖水平。喝白酒是会升高血糖的，但不同人的反应可能会有所不同。有些糖尿病患者觉得喝了白酒后血糖不升反降，所以觉得自己喝酒没问题，其实这是错误的。长时间大量饮酒会损害肝脏，使肝脏合成葡萄糖的功能受损，容易导致血糖波动和低血糖，会影响胰岛素和口服降糖药发挥作用，还会影响胰岛素的分泌，导致胰岛素抵抗更加严重。

所以，不建议糖尿病患者喝酒。糖尿病患者是否能喝酒，要根据具体的情况决定。如果血糖控制好能少量喝酒，如果血糖控制不好则不能喝酒。

专家提示 _ □ ✕

 白酒里确实没有糖，也不是三大产能营养素，但它却会产生热量。它产生的热量比脂肪少，但比蛋白质和碳水化合物多。每克脂肪产生 9 千卡的热量，1 克酒精产生 7 千卡的热量，每克蛋白质或碳水化合物产生 4 千卡的热量。

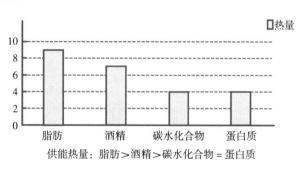

供能热量：脂肪＞酒精＞碳水化合物 = 蛋白质

014
糖尿病患者出去旅行需要注意什么？

外出旅行时，糖尿病患者需注意以下几点。

1   **随身准备食物和热水，防止低血糖出现。**在食物选择方面，可以随身携带黑巧克力，在低血糖发作或者有饥饿感时食用来缓解低血糖症状。在旅行途中偶尔吃点苏打饼干、焙干的馒头也可以防止低血糖出现；在喝水方面，我建议带两个杯子，一个杯子装热水（类似于暖水瓶），另一个杯子用来喝水。喝凉水和喝热水对血糖看起来没有什么影响，实际上对身体的反应是不同的，建议糖尿病患者喝温水，这样对稳定血糖是非常有好处的。

2   **注意防止蚊虫叮咬。**一般人被蚊虫叮咬没关系，痒一痒就挠一挠，即使破皮有一点感染也问题不大。但是糖尿病患者特别容易感染，而且这种感染有时候可以影响到全身。所以建议出行带上防蚊虫叮咬、消炎的药水。在户外出行前先涂上，一旦被蚊虫叮咬了以后马上消毒，千万不可以大意。除此之外，我还建议要穿舒适的鞋以防磨破脚而引发感染。

3   **外出就餐，点菜有讲究。**建议点酱肉比如酱牛肉、酱肘子。酱肉的脂肪含量相对较少，有助于稳定血糖；不要不敢吃肉而多点青菜，往往饭店的素菜炒得好吃，但油多、糖多，盐也不少，热量并不低，反而不利于控制血糖。尽量不要喝高汤、乳白汤，可以选择清汤、菜汤。因为高汤是用动物食材比如骨、油等熬制而成，这种汤里脂肪含量多，尤其是嘌呤含量相对也多，对身体不利。如果你已经嘌呤代谢异常或者尿酸偏高，喝一些高汤可能会出现急性痛风发作，也会导致血糖升高；可以适当地吃粗杂粮比如蒸红薯、山药代替主食。有些地方特色小吃的加工方法如果不是特别好，或者糖、油含量相对较高，也不适合糖尿病患者，稍微尝一尝即可，不能任性多吃，否则对稳定血糖不利。糖尿病患者的代谢状态常常伴随血脂的升高，这种状况需要特别注意饮食的选择和控制。

糖尿病患者伴有高血脂的人群饮食建议

	能不吃就不吃	限制吃	建议吃
	高油高糖、油炸类的主食	白米、白面	薯类、糙米、燕麦、杂豆
	肥的、带皮的牛羊猪肉	鸡蛋黄（每天限1个）、动物内脏	瘦牛羊猪肉去皮禽类鱼虾贝类
	—	—	各类蔬菜
	饼干、奶油蛋糕、糖果、油炸食品、饮料、果汁、酒	咖啡、浓茶每天限2杯以内	原味坚果、水
	黄油、牛肉、猪油、棕榈油、椰子油	菜籽油、花生油、橄榄油、玉米油	—

Part 2
糖尿病患者的科学饮食方法

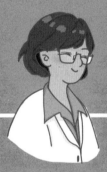

015
糖尿病患者如何计算饮食的总热量?

糖尿病患者饮食强调营养均衡,控制总热量。糖尿病患者饮食时,需要根据理想体重以及每日活动计算出每天所需的总热量,再合理分配到一日三餐中,同时还需要注意营养素的合理搭配。

首先,计算标准体重,并判断现有体重是消瘦还是肥胖。标准体重的计算公式有很多种,有一个简便的计算公式,即"标准体重(千克)= 身高(厘米)-105"。以我举例,我身高173cm,那我的理想体重是173减去105,也就是68千克,所以我的标准体重或者叫理想体重是68千克。那再看一看我现在的体重是多少,我今天早上的空腹体重实际上是65千克,差了3千克,这也算是正常的体重。一般而言,正常成人在理想体重上下波动10%以内都是正常的。超过标准体重10%为超重,超过标准体重20%为肥胖,低于标准体重10%为偏瘦,低于标准体重20%以上为消瘦。因此,饮食治疗的首要目标是达到并维持标准体重。另外,也可以计算BMI值[BMI= 实际体重(kg)÷ 身高(m^2)],并对照"我国成年人体重指数判定标准"判断个人的体重和体型情况。

其次,判断活动强度,并计算每日所需总热量。有很多糖尿病患者把糖尿病饮食治疗的计算放在碳水化合物含量计算上,这是不对的,应该是总热量的计算。

计算总热量除测定标准体重外,还要判断活动强度。人体体力活动分类有很多种,营养学根据能量消耗水平即活动强度不等,通常分为5个级别:极轻的体力活动、轻体力活动、中等体力活动、重度体力活动和极重体力活动。一般情况下,轻度和中度体力活动比较多,极轻的体力活动很少。那怎么划分极轻和轻度、中度呢?一般来说,不能走路基本卧床为极轻的体力活动;可以走动，没有过多强度的运动或者是体力消耗，坐着的时间占比 75%，为轻体力活动；有时心跳加快或出汗，走路或者劳动占到 50% 以上，为中等体力活动。

糖尿病患者要根据自己的活动水平和体型，选择适合自己的能量级别。每天每千克标准体重需要的热量可通过查询"不同体力活动的热量需求表"（表3）得知。比如，极轻的体力活动者每天每千克体重供给的热量是 20~25 千卡左右，正常轻体力活动者每天每千克体重供给的热量是 25~30 千卡左右，而老年人一般也按照每天每千克体重 30 千卡计算。糖尿病患者在计算每日总热量供给时，也可以选择成年人没有糖尿病值的下限作为参考数值。

表 3　不同体力活动的热量需求表

劳动强度	举例	每日每千克标准体重需要的热量摄入标准 [kcal/（ kg · d ）]		
		消瘦	正常	超重或肥胖
极轻体力劳动	卧床休息	20~25	15~20	15
轻体力劳动	办公室职员、教师、售货员等	35	30	20~25
中体力劳动	学生、司机、电工、外科医生等	40	35	30
重体力劳动	建筑工、搬运工、农民、登山人群等	45	40	35
极重体力活动	职业运动员	50~70		

每日所需总热量的计算公式为：

总热量（kcal/d）= 标准体重 × 每日每千克标准体重需要的热量

最后，计算三大产能营养素，从而合理地搭配三大营养素并分配到三餐。能量又称热量，人体的能量来源是一日三餐中的碳水化合物、脂肪、蛋白质三大产热营养素。不少患者认为，只要控制碳水化合物的摄入量就可以控制血糖。实际上，这是不正确的。在计算出每日总热量以后，可以进行糖尿病患者三大产能营养素的分配。通常对于预防和治疗 2 型

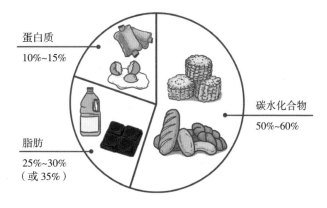

蛋白质
10%~15%

碳水化合物
50%~60%

脂肪
25%~30%
（或 35%）

糖尿病而言，应科学合理地搭配三大营养素。建议碳水化合物应占全天摄入总热量的 50%~60%；蛋白质应占全天摄入总热量的 10%~15%；脂肪应占全天摄入总热量的 25%~30%（或 35%）。

016
烹饪方式会影响血糖吗？

很多糖尿病患者会选择血糖生成指数（GI）低和食物血糖负荷（GL）低的食物来控制血糖。但同一种食材采用不同的烹饪方式，也会造成血糖指数的高低变化。食物被烹调得越细软，越容易被吸收，餐后血糖越容易升高。因此，摄入高碳水食物时应注意烹饪方式。

一般来说，碳水化合物含量高的食物固体状态相较液体状态，其血糖生成指数会更低。所以，在糖尿病患者吃主食或碳水化合物含量高的食物时，尽量选择固体状，吃得稍微硬一点，不要做成汤状或者是糊状。烹饪时间越长，糊化程度越高，升糖指数越高。碳水化合物的摄入来源可以选择各种谷物、薯类和豆类。

我做过这样一个实验。把蒸南瓜代替部分主食给糖尿病患者吃，其血糖变化不是很大。但是在主食不变、碳水化合物量也不变的情况下，把南瓜切成块儿后加水煮开做成南瓜汤，血糖生成指数就升高得特别快。其实南瓜量没有增加，只是增加了水，结果血糖就升高得特别快。由此可见，蒸南瓜比南瓜汤的血糖升糖指数更低。糖尿病患者可以吃南瓜，但应注意选择糖分低的南瓜，并且尽量选择蒸南瓜的烹饪方式。

017
豆类和谷类混着吃更好吗？

糖尿病患者在饮食中对于蛋白质的选择十分重要，千万不可以减少摄入或者是不吃。没有糖尿病肾病的糖尿病患者，可以吃高蛋白食物。对于平时不食用动物性食物的人群、素食主义者或需要控制蛋白质摄入量的人群，谷类和豆类的搭配食用尤为重要。建议将主食（精米白面等谷物）和杂豆一起搭配食用，比如红豆饭、绿豆饭和豌豆饭等，这样可以起到蛋白质互补的作用，也可以降低因为优质蛋白或者动物蛋白摄入不足、吸收率不好而导致生物学效价低的现象，同时也能做到减热量而不减饱腹感。

优质蛋白质更容易被身体吸收和利用。一般说来，动物性蛋白质在数量和质量上都优于植物性蛋白质。建议日常饮食中要有一半或一半以上的蛋白质来源于动物性食物和豆类。

018
糖尿病患者需要限制脂肪的摄入量吗？

很多人认为，脂肪一般不会升高血糖，所以多吃少吃影响不大，其实这是不对的。脂肪与糖尿病存在着密切关系，肥胖患者脂肪往往明显增多，会引发胰岛素抵抗。另外，空腹时糖原异生增加，脂肪会分解成甘油并在肝脏转化为糖原。

虽然脂肪不能太多，但是也不能太少。对于糖尿病患者来说，脂肪的摄入量一般占总热量的 20%~30%。正常人每日食用油的摄入量大约在 30ml 以下。粮食、蔬菜的脂肪含量很少，可以忽略不计。

在脂肪的摄入来源中，动物脂肪主要来源于肉、蛋、奶、鱼，植物脂肪主要来源于食用油和坚果，建议动物脂肪占一半，植物脂肪占一半。

专家提示

人体所需的七大营养素包括碳水化合物、蛋白质、脂肪、膳食纤维、维生素、矿物质和水。其中，碳水化合物、脂肪和蛋白质是人体获取能量的主要来源。除了这三大宏量营养素，也就是我们常说的产能营养素之外，膳食纤维、维生素、矿物质和水也是人体必需的营养素。

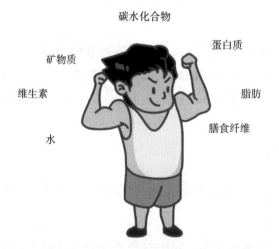

019

如何合理补充其他必需营养素？

◆ **高纤维饮食有助于控制血糖**

高纤维饮食又称为多渣饮食，指含膳食纤维较多的饮食。饮食每天所提供的膳食纤维应该不低于 25 克。膳食纤维多存在于蔬菜、水果、粗粮（玉米、荞麦、燕麦、糙米等）、坚果和豆类中。增加膳食纤维摄入量，可以帮助糖尿病患者控制好体重，延长饱腹感，还可以改善血糖调节、增强胰岛素敏感性并预防 2 型糖尿病。

摄入膳食纤维不宜过量。如果摄入过多，会增加胃肠道负担，不利于食物中营养物质的消化吸收和利用，尤其是消化功能不好的老年人更不适合。

◆ **补充维生素，均衡膳食很重要**

维生素是维持和调节机体正常代谢的重要物质。对糖尿病患者来说，补充维生素很有必要。维生素是维持身体健康所必需的物质，多数不能在体内合成，必须从食物中摄取。维生素主要来源于动植物、水果、蔬菜、肉类、蛋奶类、五谷杂粮等。

不同的加工、烹调及储存方法会影响食物的营养价值。比

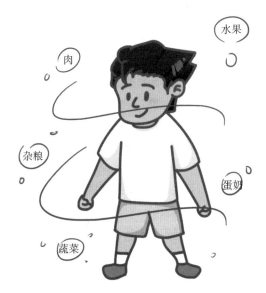

如，精米细面的加工方式和肉制品的高温处理容易使食物中的维生素流失和破坏，可能导致人们维生素摄入相对或绝对不足。

◆ 矿物质的来源

在糖尿病患者的饮食中，维生素和矿物质起着至关重要的作用，不仅关系到身体各项功能的正常运作，也与疾病的管理和预防密切相关。如钙、磷、镁是人体骨骼和牙齿最主要的组成成分，磷、硫、氯等参与蛋白质的合成，铁是血红蛋白的重要成分。通过摄入多样化的食物，可以确保获得各种矿物质的充足供应。

营养素补充要考虑营养素的来源。这点是我经常给糖尿病患者强调的。人体所需矿物质的主要食物来源最好是从动物中来，其次是豆制品、坚果、粮食，另外还有蔬菜和水果。动物中的矿物质含量尽管不多，但是吸收利用率比较好。比如乳品和乳制品是最佳的钙来源，尽管牛奶中的钙含量比虾皮低，但是牛奶中的钙吸收率更好。

专家提示 ＿ □ ✕

"营养素补多少，吸收多少；补得越多，吸收越多"是个误区。补充某种营养素时不能仅仅看食物中的绝对含量，还要考虑其吸收利用率、食用量、可获得性、人体消化吸收功能等多个方面，尤其是来源和吸收率。如果吸收利用率达不到一定程度的时候，就要注意营养素之间的互补作用。如果来源不好，互补作用又不强，吸收利用率就不好，即使供给量、摄入量并不少，但实际上被身体利用的并不好，这样就容易出现营养素的缺乏，一旦营养素缺乏或者部分营养素缺乏的时候，身体就会出现很多并发症，血糖也控制不好。

营养素的来源很重要，营养素之间的互补作用也非常重要。适量的维生素 D 和蛋白质摄入可以提高钙的吸收和利用效率。比如植物性食物中，大豆制品和坚果类食物如花生仁、核桃仁都有较好的补钙效果，当豆腐与花生、核桃、松子等坚果搭配起来炖时，豆腐中钙的吸收率就会大大提高。

◆ 七大营养素之"水"

水是人体不可缺少的营养素之一，又是其他营养素的载体。糖尿病患者需要随时补水，少量随饮，不要等口渴才喝水。喝水可以帮助稀释血液中的糖分，促进糖分代谢，有利于血糖控制。糖尿病患者可选用的饮用水有白开水、淡茶水、矿泉水等，不宜饮用含糖饮料。需注意，过量饮水可能导致水中毒，尤其是肾脏功能不全的糖尿病患者。

020
如何正确使用食品交换份法？

食物交换份是目前国际上通用的糖尿病饮食控制方法之一，也是一种简化的食谱编制工具和方法。所谓的食物交换份儿，是将食物按照来源、性质分成四大类（八小类），同类食物在一定重量内所含的蛋白质、脂肪、碳水化合物和能量相近，不同类食物间所提供的能量也是相同的，规定每份食物提供 90 千卡能量，且同类食物可以等量互换，方便糖尿病患者变换食谱，既保证营养素摄入充足，又保证食物多样化。

比如，25 克的大米大约是 90 千卡，可以换成等量 25 克的玉米面或杂粮；25 克的黄豆（生）可以换成 100 克的北豆腐或 50 克的豆腐丝。肉类也是一样，这个量有的时候是食材本身的含量，有的时候是加工以后的含量，但是如果是加工以后的，它可能就会有调料。比如用圆白菜 100 克、胡萝卜 20 克一起加工，调味盐没有热量，但是加几滴香油后就有 90 千卡了。如果换成西红柿或者彩椒，热量就会高一些，所以用的菜量就会少一些。

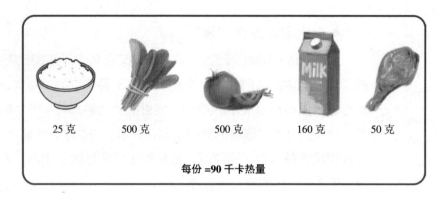

25 克　　　500 克　　　500 克　　　160 克　　　50 克

每份 =90 千卡热量

 专家提示 ⎯ ☐ ✕

　　食物多样化有助于实现合理膳食均衡营养，大家可以利用食物交换份法在同类食品中进行食物交换以达到食物多样化的目的。需要注意以下几点：

　　（1）交换份儿将提供 90 千卡热量的食物定义为 1 个食物交换单位或"一份"。不同种类食物，每份食物的热量相同，但重量不同。比如绿叶菜500 克约 90 千卡，肉类 25 克左右也是 90 千卡。

　　（2）不同种类食物所含的营养素比例差异较大，互换后可能会导致营养素的不均衡。应坚持同类互换的原则。

◆ 根据能量水平估算各类食物份数

　　在合理膳食模式下，应根据能量水平确立每日所需食物的种类及份数。糖尿病患者可以采用简化方法，根据每日总热量，在"不同热量糖尿病患者的各类食物交换份"（见表 4）中查找适合的食物份数，并根据交换份进行替换，有利于患者饮食种类丰富多样。总食物份数也可采用以下公式估算：

　　食物交换份＝每日所需总热量（kcal）÷90（kcal）。

表 4　不同热量糖尿病患者的各类食物交换份

热量（千卡）	交换（份）	谷薯类		蔬果类		肉蛋豆类		浆乳类		油脂类	
		重量（克）	交换（份）	重量（克）	交换（份）	重量（克）	交换（份）	重量（克）	交换（份）	重量（克）	交换（份）
1200	14	150	6	500	1	150	3	250	1.5	20	2
1400	16	200	8	500	1	150	3	250	1.5	20	2
1600	18	250	10	500	1	150	3	250	1.5	20	2
1800	20	300	12	500	1	150	3	250	1.5	20	2
2000	22	300	12	750	1.5	200	4	320	2	20	2
2200	24	300	12	1000	2	250	5	420	2.5	20	2

注：以上数据仅供参考，具体可根据实际情况调整。

◆ 根据食物交换份法设计食谱

　　营养学中应用最普遍的配餐方法是食物交换份法。中国营养学会发布的《食物交换份》团体标准（T/CNSS 020—2023）将日常食物分成四大类（八小类），即谷薯类、菜果类（蔬菜类、水果类）、肉蛋类（大豆类、奶类、肉蛋类）、油脂类（坚果类、油脂类），食物交换份法设定每产生 90 千卡能量的食物为"1份"，可根据患者具体情况选择各类别食物的每日摄入量。根据食物交换份分配方案，参照"90 千卡等值食物交换表"（请参考本书附录表或查阅团体标准《T/CNSS 020-2023 食物交换份》，对照表 1~ 表 7 各类食物交换表按份选择各类食物的具体种类和质量），以及患者生活、口味习惯和其他具体情况，生成一日食谱。

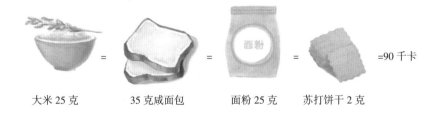

大米 25 克　　　35 克咸面包　　　面粉 25 克　　　苏打饼干 2 克

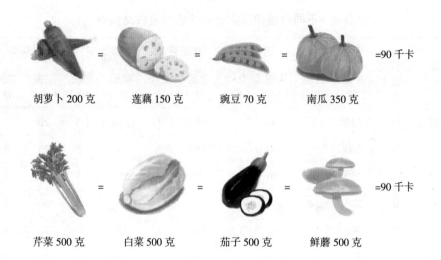

胡萝卜 200 克 = 莲藕 150 克 = 豌豆 70 克 = 南瓜 350 克 =90 千卡

芹菜 500 克 = 白菜 500 克 = 茄子 500 克 = 鲜蘑 500 克 =90 千卡

◆ 以食物交换份法为糖尿病患者设计食谱举例

某糖尿病患者，女，51 岁，身高 175cm，体重 80kg，办公室职员，患糖尿病 3 年，计算每日所需总热量，用食物交换份分配到一日三餐中，完成一日食谱。

标准体重＝身高（cm）−105=175−105=70（kg）

体型判断：BMI= 实际体重（kg）÷ 身高（m^2）=80÷（1.75）^{2}=26.1kg/m^2 > 24kg/m^2，属超重。

患者职业为办公室职员，属于轻体力劳动者。

计算每日所需总热量，（查表）本例患者每日每千克标准体重所需能量为 20~25kcal。该患者全日能量供给量（kcal）= 标准体重 × 每日每千克标准体

重所需能量 = 70 ×（20~25）= 1400~1750kcal（取中间值 1600kcal）。

由表得出，1600kcal 能量共需 18 个食物能量等值交换份，其中谷薯类食物 10 个交换份；蔬菜类食物 1 个交换份；肉蛋类食物 3 个交换份；豆乳类食物 2 个交换份；油脂类食物 2 个交换份，具体到每日食物则应吃谷类食物 250 克，蔬菜类 500 克，肉蛋类 150 克，豆浆 200 克，乳类 250 克，油脂类 20 克，然后按早、中、晚各占全日总能量的 1/5、2/5、2/5 分配到一日三餐中。

另外，也可以根据食物总份数先确定三大营养物质分配及种类后，再确定食物份数的餐次分配，生成一日食谱。具体可参照以下食物交换份法流程图。

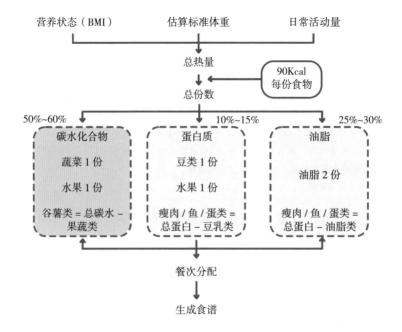

◆ **糖尿病患者食谱举例**

以下内容来源于《成人糖尿病食养指南》（2023 年版）华北地区四季食谱（表 5~ 表 8），供大家参考。

表 5 华北地区春季食谱参考

类别	春季食谱举例
早餐	萝卜丝饼（白萝卜 70 克，虾皮 3 克，面粉 100 克） 豆浆（300ml） 茶叶蛋（鸡蛋 50 克） 热拌海带丝（海带 150 克，胡萝卜 25 克，葱丝 10 克）
中餐	杂粮饭（大米 25 克，黑米 60 克，糙米 25 克） 紫苏叶焖排骨（猪肋排 75 克，紫苏叶 *50 克，生姜 *10 克） 清炒空心菜（空心菜 200 克） 莼菜蛋花汤（莼菜 50 克，鸡蛋 20 克）
加餐	火龙果（100 克）
晚餐	蒸玉米（玉米 150 克） 垮炖黄鱼（黄鱼 100 克） 鲜香菇油菜（香菇 50 克，油菜 175 克） 枸杞陈皮炖麻鸭（枸杞子 *5 克，橘皮 *3 克，鸭腿肉 30 克）
油、盐	全天总用量：植物油 20 克，盐 4 克

注：1.本食谱可提供能量 1600~2000Kcal。蛋白质 86~100 克，碳水化合物 220~266 克及脂肪 50~67 克；供能营养素占总能量比为：蛋白质 15%~20%，碳水化合物 45%~60%，脂肪 20%~35%。

2.* 为食谱中用到的食药物质，如姜、紫苏、橘皮等。

表 6 华北地区夏季食谱参考

类别	夏季食谱举例
早餐	紫米发糕（紫米面 15 克，面粉 30 克） 纯牛奶（200ml） 煮鸡蛋（鸡蛋 50 克） 桃仁菠菜（核桃仁 10 克，菠菜 100 克）
中餐	小烧肉杂粮面（猪里脊肉 15 克，杂粮面 50 克，油菜 25 克） 老玉米（玉米 50 克） 蒸山药（山药 *50 克） 西红柿口蘑豆腐（西红柿 50 克，口蘑 50 克，南豆腐 100 克） 蒜蓉空心菜（空心菜 150 克）
加餐	樱桃（100 克）
晚餐	小窝头（玉米面 20 克，面粉 50 克） 韭菜炒蛏子（蛏子 50 克，韭菜 100 克，生姜 *5 克） 清炒油麦菜（油麦菜 200 克） 瑶柱冬瓜汤（瑶柱 10 克，冬瓜 30 克）
油、盐	全天总用量：植物油 25 克，盐 4 克

表7 华北地区秋季食谱参考

类别	秋季食谱举例
早餐	蒸肉笼（面粉 50 克，猪里脊肉 20 克） 豆浆（250ml） 大拌菜（柿子椒 50 克，紫甘蓝 40 克，苦菊 40 克，黄瓜 20 克）
中餐	杂粮饭（藜麦 30 克，大米 60 克） 蒸山药（山药 *100 克） 蒸时蔬卷（鸡胸肉 40 克，胡萝卜 70 克，莴笋 70 克，豆腐皮 15 克，木耳 5 克） 蒜蓉西兰花白果（西兰花 200 克，白果 *10 克） 花蛤盖菜汤（花蛤 20 克，盖菜 50 克，生姜 *10 克）
加餐	火龙果（120 克）
晚餐	摊玉米面鸡蛋饼（玉米面 45 克，面粉 50 克，鸡蛋 40 克） 清蒸鳕鱼（鳕鱼 50 克，生姜 *10 克，葱 10 克，柿子椒 20 克） 烩西红柿圆白菜（西红柿 150 克，圆白菜 150 克） 枸杞冬瓜汤（枸杞子 *10 克，冬瓜 50 克）
油、盐	全天总用量：植物油 25 克，盐 5 克

表8 华北地区冬季食谱参考

类别	冬季食谱举例
早餐	核桃仁全麦面包（全麦面包 100 克，核桃仁 15 克） 纯牛奶（200ml） 煮鸡蛋（鸡蛋 50 克） 凉拌豆芽胡萝卜丝（绿豆芽 80 克，胡萝卜 15 克）
中餐	紫米饭（紫米 30 克，大米 60 克） 蒸南瓜（南瓜 50 克） 豉汁蒸扇贝（扇贝 180 克） 什锦砂锅（娃娃菜 50 克，香菇 50 克，豆腐 70 克，魔芋 50 克，海带 25 克） 棒骨萝卜汤（猪棒骨 50 克，白萝卜 25 克，生姜 *2 克）
加餐	猕猴桃（120 克）
晚餐	全麦馒头（全麦面粉 85 克） 余丸子冬瓜（猪肉 30 克，荸荠 25 克，鸡蛋 50 克，冬瓜 75 克，生姜 *2 克） 手撕包菜（圆白菜 200 克）
油、盐	全天总用量：植物油 25 克，盐 4 克

021
糖尿病患者的饮食原则有哪些？

糖尿病饮食的原则是少食多餐，而并非一味地降低进食量。不少糖尿病患者为了控制血糖，不敢吃肉、不敢吃主食、不敢吃水果等，其实这样是不对的。过度限制饮食会导致糖尿病患者营养不良，比如缺钙导致骨质疏松，缺铁则出现贫血。过度控制饮食（蛋白质、钙和维生素 D 摄入不足）还会加速骨骼肌的流失，导致肌肉力量不足，合并骨质疏松、平衡力下降和身体虚弱。当过度限制饮食，身体缺乏能量时，只能通过分解蛋白质和脂肪来供能，脂肪分解就会产生酮体，引起酮症酸中毒。

我坚持的糖尿病饮食原则是：没有最好的食物，只有合理的选择。什么都吃别挑食，但是需要重视食物种类、颜色搭配以及加工方法。在主食、副食、菜、肉、水果、坚果、奶等食物选择时，糖尿病患者需要考虑怎么吃、什么时间吃、和什么搭配着吃、吃多少。糖尿病患者的饮食原则还包括：控制总热量摄入；主食定量、粗细粮搭配；多吃蔬菜；适量摄入豆、奶类食物；饮食清淡等。糖尿病患者还要做到定时定量进

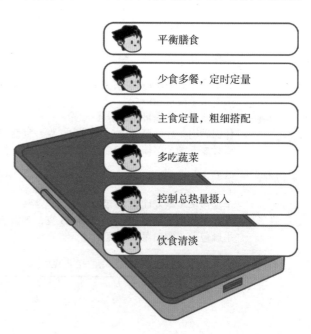

- 平衡膳食
- 少食多餐，定时定量
- 主食定量，粗细搭配
- 多吃蔬菜
- 控制总热量摄入
- 饮食清淡

餐，遵循汤—蔬菜—肉—主食的顺序进食，有助于更平稳地控制血糖。

022
糖尿病患者吃主食的原则是什么？

糖尿病患者并非不能摄入主食，而是要适量吃。谷类、薯类、杂豆等统称为主食，是我们每日能量的主要来源，约占总能量的一半，也是最经济的能量来源，所以主食对于糖尿病患者一日三餐来说至关重要。很多糖尿病患者担心吃主食会导致血糖升高，从而限制主食的摄入。那糖尿病患者应该怎样吃主食呢？其实糖尿病患者可以选择的主食种类比较多，只要我们掌握吃主食的以下6个原则，就能在享受美食的同时，保持血糖稳定。

1 多吃粗少吃细。粗粮中含有丰富的膳食纤维和矿物质，膳食纤维是一种多糖类物质，不会被人体吸收，也不产生热量，血糖生成指数低，所以吃了不会明显升高血糖，还比较抗饿。糖尿病患者吃主食时，最好是粗粮和细粮搭配着吃，交替着吃。

2 多吃干少吃稀。因为吃干的主食（如火烧、煎饼、烙饼等）相比吃稀饭（如大米粥、疙瘩汤、煮烂的面条等）会咀嚼得更多，吃得更慢，消化和吸收时间更长，升糖指数也会低一些。另外，烹饪过程中发生的淀粉糊化作用会改变升糖指数。也就是说粥煮得越稀，熬煮的时间越长，其淀粉糊化程度越高，易被机体更快吸收，导致食物本身的升糖指数升高，大米稀饭升血糖快就是这个原因。所以建议煮粥时可以采取"急火煮、少加水"的方法。

3 多吃杂少吃纯，也就是多吃混合的少吃单一的。因为谷类和豆类或者坚果混合在一起食用比单一食物食用，其营养素的互补作用和吸收率会更好。比如可以在吃完米饭后再吃一根玉米或者山药等食物，也可以把玉米粒和大米一起煮着吃，尽管这两种吃法饭量相同，但营养素吸收、血糖生成指数和口感是不一样的，"老"糖尿病患者可能都有这种感觉。比如杂粮馒头、蔬菜馒头比单纯用一种面粉做成的馒头的营养更丰富，升糖速度更慢。

4 多吃硬少吃软。我们主张糖尿病患者吃得硬一点儿，别吃得太软，比如说蒸米饭硬一点，做馒头也硬一点，这样你咀嚼的过程就会特别充分，也可以刺激消化液的分泌，对营养物质的吸收会更好，在吸收完之后利用率也大大提高，这时不但不会升高血糖，反而对血糖的稳定有好处。所以糖尿病患者要注意吃饭速度，细嚼慢咽有助于更好地控制餐后血糖波动。

5 多吃凉少吃热。"趁热吃饭"是一种常见的饮食建议，但对糖尿病患者我们会建议稍微凉一凉再吃，别太热时去吃，有人说这么做是不是为了保护食管黏膜，其实不是。因为饭稍微凉一些，尤其是淀粉类主食变凉以后会发生老化回生作用而产生一部分抗性淀粉，其实就是一个淀粉变性的过程，这时候血糖生成指数就降低了，所以稍微凉一点吃主食或吃再加热的主食对糖尿病患者控制血糖是有好处的。这里再提醒一点，糖尿病患者不宜吃富含支链淀粉的食物。比如，越糯越黏的米（糯米团、江米条等）升血糖速度越快。再比如，相较于糯玉米来说，甜玉米水分含量高、支链淀粉含量少，升血糖速度较慢，对血糖高者更友好。

6 多吃未加工的少吃加工的。因为深加工食品中往往添加了较多的糖类、油脂等高热量成分，比如炸油条、炸麻花、炸薯条、煎饺、糖火烧等。在烹饪过程中，加油、加盐、加汤的（比如麻辣烫、米粉、灌汤包和方便面等）也比一般的非加工主食升血糖速度快。

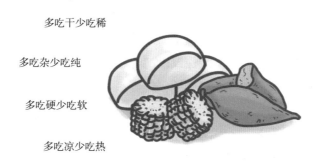

多吃粗少吃细

多吃干少吃稀

多吃杂少吃纯

多吃硬少吃软

多吃凉少吃热

多吃未加工的少吃加工的

以上几点是糖尿病患者关于主食需要遵循的饮食原则，对于血糖控制很有帮助。糖尿病患者应该保持饮食的多样性和均衡性，合理摄入主食，并根据个体情况和医生的建议进行饮食调整。

023
糖尿病患者吃副食的原则是什么？

糖尿病患者关于副食的选择应考虑到食物对血糖的影响以及个人饮食习惯和口味偏好。这里的副食指的是肉、蛋、奶、豆类、坚果和蔬菜。那糖尿病患者应该怎样吃副食呢？我有以下建议。

采取简单的烹饪方式。 建议糖尿病患者多吃天然食物，加工越简单越好。原材料一定要选好，尤其是鱼、肉类食材，否则调料放少了会感觉腥、特别难吃。另外，在日常炒菜或者煮汤的时候要少放调料。因为加入调味料调味后能够增加食物的风味，还能够刺激味蕾、增加食欲导致饮食量增多。因此，我建议采取简单烹饪、少盐少油无糖或者是限制调料的加工方式，尽量保持食材的原汁原味，这对糖尿病患者是非常重要的一点。

2 注意肉类的选择和烹饪方式。糖尿病患者可以吃肉，肉类可以帮助患者补充蛋白质和微量元素，但要注意有选择性的食用，尽量不要吃肥肉、鸡皮、猪皮、动物内脏、炸鸡等，可以多吃瘦肉。另外，还要注意食用的量和烹饪方式。我建议以"吃亏"的方式去吃肉。可以这么理解，瘦肉炒熟后肉没少还多了些油，就会多一些热量，我就叫"占便宜"了，所以尽量减少这么吃。如果把肉放在水里煮，再放点调料去酱着吃，肉中的一些油脂都留在汤里，如果不喝汤只吃肉，我就叫"吃亏"了，我更建议采用这种清蒸、炖煮的烹调方式，这样基本没有增加额外的热量，但也没损失什么。烹饪时也要尽量选择植物油，少放动物油。

3 水煮蛋相对煎蛋来说更有营养。虽然煎鸡蛋和煮鸡蛋的蛋白质含量基本相同，且都是优质的蛋白质来源，但煮鸡蛋相比煎鸡蛋其蛋白质的消化吸收率会更好，胆固醇含量更低，还不额外增加热量，所以我建议越简单地吃越好。

4 适当喝牛奶。牛奶属于低 GI 食物，糖尿病患者可以喝奶，不论是牛奶、羊奶还是酸奶都可以，需要注意尽可能喝低脂或脱脂奶。有些乳糖不耐受患者喝完牛奶会有腹痛、腹胀、腹泻、产气及呕吐等消化道症状，我建议可以把奶和在面里，或者蒸米饭时替代水去蒸，只要对牛奶不过敏，这么吃可以避免乳糖不耐受。

5 适量食用豆类和豆制品。黄豆、黑豆、青豆、绿豆、豌豆、扁豆、蚕豆等都是蛋白质的良好来源，还可以替代主食，由于含糖量低，比较适合糖尿病患者食用。吃豆类时需要注意烹饪方式，尽量吃水煮或者清炒的豆类，不要吃油炸、煎炸以及腌制的豆类。豆类可以和米、面一起搭配食用，也可以和菜、肉搭配食用。比如，将绿豆、红豆添加到白米饭当中，这样可以增加粗纤维的摄入，同时会增加糖尿病患者的饱腹感。豆类与肉类一起食用，可以起到协同作用，补充不同类型的蛋白质，比如豆腐瘦肉汤、豆腐炖鱼等。但糖尿病患者需要控制每日大豆摄入量在 50 克左右，过多可能引起消化不良，合并糖尿病肾病的患者应适当减少摄入。

6 　　**适量食用坚果。**坚果营养丰富，富含油脂类，但油脂的主要成分是不饱和脂肪酸，具有保护心脏、改善胰岛素敏感性等作用。榛子、杏仁、核桃、开心果、花生是相对更适合糖尿病患者的健康坚果。糖尿病患者每日可以摄入坚果 10~25 克。坚果可以当零食直接食用，可以制作甜品或研磨成酱、煲粥食用，也可以擀碎成颗粒拌到菜里去吃，这样既不容易吃过量，又可以作为一个调味品以减少油盐摄入，而且营养素补充也比较好。

以上是糖尿病患者关于副食的饮食原则。总之，糖尿病治疗关键在于饮食的控制。糖尿病患者还需要注意避免食用高糖、高脂等食物，比如蜂蜜、巧克力、甜品、黄油、奶油等。

024
糖尿病患者三餐热量分配原则有哪些？

 根据糖尿病患者的劳动强度和理想体重计算出每天的总热量之后，我们通常会给患者一个三餐热量分配的方案，以保证每餐营养均衡，尽量做到每餐都含有碳水化合物、蛋白质、脂肪、纤维素等营养物质。一般有以下几种方式。

1 第一种，三餐"三三制"。三餐的食物量通常以能量作为分配标准，早餐提供能量占全天总能量的 1/3，午餐提供能量为 1/3，晚餐为 1/3。

2 第二种，按照早、中、晚餐分别为食物量的 1/5、2/5、2/5 进行能量分配。这种分配方式多适用于中老年人，因为中老年患者可能晚上进食过多、消化不良或者早上起来没胃口吃不进去，上午工作也不是很忙，所以早餐稍微少一点。

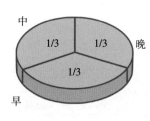

"三三制"

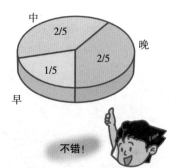

不错！

其实还有一种方式，早餐和午餐各占 2/5，而晚餐占 1/5。这种分配方式适用于中年或者是中青年的糖尿病患者，或者是上午的活动和工作强度大、晚上活动相对少而且睡得比较早的老年患者，所以晚餐稍微少一点。

以上是三餐的分配方法和分配原则，这个分配都是按总热量进行三餐分配，但蛋白质、脂肪、碳水化合物三餐还是按占总热量的比例摄入。在每日营养供给中，主食（也就是碳水化合物）占总热量的50%~60%，蛋白质占总热量的10%~15%。脂肪占总热量的25%~30%（或35%），这个营养素热量分配保持不变，只是总热量的分配不同，所以三餐的产能营养素占比也不同。

糖尿病患者在每日的总热量及进餐次数形成规律后，三餐的分配量不要随意更改，三餐也不可当作两餐用，否则会打乱体内的代谢过程，对糖尿病的控制产生不利影响。用胰岛素治疗的患者尤其要注意饮食规律，做到定时定量进食。

025
糖尿病患者吃几餐更好？加餐的量如何计算？

少量多餐、定时定量是糖尿病饮食原则之一。糖尿病患者一日至少应进食三餐，而且要结合每天用药的情况定时、定量，遇到出差和旅游时也应保持规律的三餐时间。依我多年的临床经验来看，我认为少吃多餐更合适。也就是说，3个正餐再加2~3个加餐更好。

有些糖尿病患者认为加餐热量不算在总热量里，其实这是错误的，凡是吃进去的比如三餐、零食和加餐都应该算在总热量里。我一般是这样计算的，将总热量分成4份，三个正餐占了3份，多出来的那一份再分成3份，做成3个加餐，用在两餐之间和睡前，这样对稳定血糖更好。

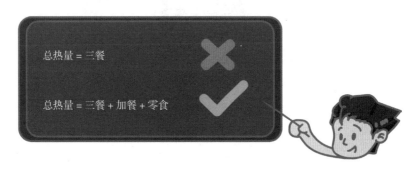

总热量 = 三餐 ✕

总热量 = 三餐 + 加餐 + 零食 ✓

026
糖尿病患者什么时间加餐比较好？

糖尿病患者在血糖偏低或者低血糖时（头晕、心慌、手抖、出汗等不适）、出现饥饿感、运动前后等必要情况下，需要适当加餐以补充能量的消耗。

加餐的时间最好固定，应选择在容易发生低血糖的时段之前，一般是两餐之间和睡前进行加餐。比如早上 8 点吃早饭，中午 12 点吃午饭，理论上讲可以在两餐之间 10 点加餐，但从我的经验看，我更推荐患者在 10 点半或者是 11 点加餐，最好是在 11 点前 10 分钟左右加餐，这样对糖尿病患者更有好处。这是因为如果延迟 1 小时加餐，血糖的高峰值已过，在第二餐还没到之前可能会稍有一点饥饿感，这个时候加餐比较合适，也避免了因强烈的饥饿感导致午餐吃饭速度过快和午餐摄入量增加的情况。

加餐的时间也取决于患者的用餐习惯、上一餐吃的食物，但是如果血糖比较平稳或者就餐比较规律，那我建议在两餐之间错后半小时到 1 小时的时间会更好，这样对稳定血糖更有利。

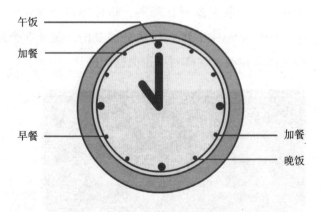

午饭
加餐
早餐
加餐
晚饭

027
糖尿病患者加餐吃什么？

糖尿病患者根据病情需要可以适量加餐，加餐可以"随便吃"，但是应做到合理搭配并控制好总热量。推荐糖尿病患者在加餐时优先食用低能量而且有饱腹感的食物，可以考虑选择以下食物。

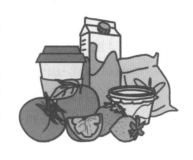

1 无油、无糖主食。比如陕西锅盔、山东煎饼或火烧、新疆烤馕等面食可以作为加餐，因为这些主食主要用面粉制作而成，适量吃可以增加饱腹感；同时又比较干硬，需要更长时间来咀嚼、消化和吸收，对稳定血糖也是有好处的，特别是有助于胰岛功能的修复。

2 应季新鲜、低糖型或中等含糖型的水果。糖尿病患者在血糖控制稳定的情况下，可以适量吃火龙果、橘子、橙子、柚子、草莓、猕猴桃、苹果、牛油果和樱桃等，但需要注意食用量，糖分不同则吃的量也不同。建议每天食用水果控制在 200 克以内，尤其不要一次集中食用，分开食用更好，但具体数量需要根据患者血糖的情况来判断。一般来说，不推荐糖尿病患者食用桂圆、大枣、葡萄、荔枝、香蕉、甘蔗、榴莲、柿子等含糖量高的水果，但如果患者特别想吃，也可以少吃点，比如一根香蕉改为 1/3 或 1/4 香蕉，同时再加一点其他水果也可以。

3 含糖量比较低的蔬菜。比如黄瓜、西红柿、萝卜（如水萝卜、心里美萝卜、青萝卜、白萝卜）都是热量低、纤维素含量高、饱腹感强的加餐食物。

4 乳制品。比如奶酪、低脂或脱脂牛奶、无糖酸奶等。如果每天三餐都很规律而且饮食也很均衡，那我更建议加餐选择无糖酸奶，当然选择坚果、蔬菜和水果也可以。睡前加餐可以选择一些含蛋白质丰富的食物，如牛奶、鸡蛋等。

5 坚果。坚果对糖尿病患者来说是非常好的营养补充剂，解馋、解压又扛饿。但不是所有坚果都适合糖尿病患者大量食用，比如坚果中的腰果无论是含糖量还是脂肪含量都比较高，所以糖尿病患者吃腰果时可以一次吃1~2颗，不超过4颗。核桃、花生、瓜子等含糖量较低，糖尿病患者可以少量进食，但不能像正常人那样一把一把的吃。比如瓜子每次食用时不超过10颗，花生不超过5颗，核桃不超过半个。

6 茶和咖啡。糖尿病患者如果对咖啡因的耐受性较好，可以考虑适度饮用黑咖啡，但不建议选择三合一的速溶咖啡，应该避免添加植脂末或者糖。糖尿病患者平时适量饮用绿茶、红茶、乌龙茶、普洱茶、玉米须茶、金银花茶和枸杞茶等，有助于维持血糖稳定。

7 无糖类零食。零食也可以作为加餐食物，但零食不是加餐的首选食物，挑选零食还应参考食物的营养素含量及对血糖的影响。可以选择低糖、低盐、低油、少添加剂的零食，比如杂粮饼干、无糖全麦饼干、无糖苏打饼干、豆腐干等。不推荐食用膨化的薯条、油炸的薯片、桃酥、饼干、蔬果干、蜜饯、话梅等零食。

以上都是适合糖尿病患者加餐的食物。糖尿病患者加餐的选择有很多，可以根据患者平时的饮食习惯和喜好来选择。

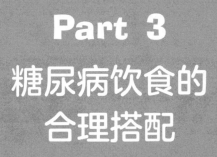

Part 3

糖尿病饮食的
合理搭配

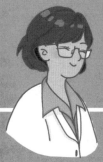

028
糖尿病患者每天吃多少主食？

扫一扫 看视频

糖尿病患者一定要吃主食，这是原则。因为主食是我们一日三餐中的主角，以碳水化合物为主要营养成分。碳水化合物是最经济、最主要的能量来源，还能起到节约蛋白质和抗生酮的作用。在维持人体健康所需的能量中，50%~60% 由碳水化合物提供，而且碳水化合物在体内转化成能量是最快的，其在体内的代谢产物为二氧化碳和水，二氧化碳可以通过呼吸排出去，水通过排尿、出汗、呼气、排便等途径排出。所以碳水化合物的能量供应并不会给机体增加太多负担。

糖尿病患者不吃主食会有很多危害。如果长期控制主食，就会直接导致碳水化合物摄入不足，从而导致体内代谢出现异常，影响体内胰岛素分泌，导致胰岛功能进一步下降并加重病情。另外，糖尿病患者不吃主食，身体没有足够的能量来源，只能分解脂肪和蛋白质来提供能量。脂肪分解过多，就会产生酮体，易引发糖尿病酮症酸中毒。有研究发现，长期不吃主食可能会导致血糖波动，从而增加糖尿病并发症的风险，糖尿病并发症发生时间更早，死亡率也更高。

糖尿病患者吃主食要控制好量，主食量因人而异。摄入主食（碳水化合物）提供能量的占比应为一天总热量的50%~60%。如果你不会按总热量计算，我告诉你一个简单的办法，一个成年人不管身高多少、年龄大小、血糖高低，每天应保证主食量

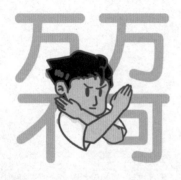

不少于 150 克。如果分为三餐，则每餐应吃 50 克主食；如果少量多餐，那每餐主食不到 50 克，从正餐中匀出一部分作为加餐。

膳食中淀粉的主要来源是谷类和薯类。如果你不想只吃 150 克粮食还想再吃些红薯，那你也可以吃 100 克谷类再加上 100 克薯类（比如红薯、芋头、山药）。那为什么少了 50 克粮食要加 100 克薯类呢？这是因为薯类里头的淀粉含量大约为 20% 左右，而粮食里的淀粉含量大约为 75% 左右。虽然二者不成比例，但是薯类淀粉的消化吸收比较好，所以 50 克谷类可以替换为 100~150 克薯类，这样有利于增加饱腹感、预防糖尿病并发症的发生以及保护心脑血管。

029
糖尿病患者不饿就不用吃吗？

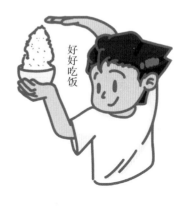

对于糖尿病患者来说，"不饿就不吃，饿了才吃"是错误行为。正常人吃饭不规律可能没问题，但是糖尿病患者不饿就不吃会很危险，血糖波动太大容易出现晕倒等低血糖现象，也会对血管、心脏、胰岛、肝脏和肾脏等器官造成伤害。有些糖尿病患者使用降糖药物或者胰岛素治疗时，如果过量用药、吃药时间与饮食时间不匹配或者运动量过大，也可能引起低血糖反应。

糖尿病患者出现低血糖反应，可以引起头晕、反应迟钝、出现嗜睡、烦躁易怒、行为异常等表现，严重者可以发生休克、惊厥、昏迷甚至死亡的危险。所以对于糖尿病患者来说，低血糖的危害远远超过高血糖，糖尿病患者一定要定时定点定量就餐，以避免血糖不稳定。

030

吃粗粮有哪些好处？

粗粮是相对于我们平时吃的精米白面等细粮而言的，主要包括谷类中的玉米、紫米、高粱、燕麦、荞麦、麦麸以及各种杂豆类，如青豆、赤豆、绿豆等。研究表明，多吃粗粮有利于维持体重和控制血糖、降低便秘的发生风险、改善血脂异常和降低胆固醇水平、降低癌症风险等。相比于精米白面等细粮，粗粮的碳水化合物含量更低，具有更低的升糖指数（低 GI）和更低的升糖负荷（低 GL），更适用于糖尿病患者。

从营养素的角度来讲，吃粗粮还有以下好处。

1 粗粮的蛋白质含量相对较高。燕麦、豆类等粗粮含有的优质蛋白质含量相对较高，除了提供蛋白质外，饱腹感也比较强，不容易出现饥饿感和低血糖的现象。一般细粮的蛋白质含量为 7%~8%，粗粮的蛋白质含量为 12%~13%，而杂豆的蛋白质含量为 20% 以上。

2 粗粮的 B 族维生素含量丰富。B 族维生素是神经细胞的营养剂、代谢的促进剂和能量的转化剂。

3 粗粮含有丰富的膳食纤维，可以延缓糖的吸收，避免餐后血糖出现剧烈波动，有利于糖尿病患者控制血糖。膳食纤维也可以延缓胆固醇的吸收，有助于糖尿病患者血脂的控制。膳食纤维也有助于促进胃肠道蠕动，调节肠道菌群，具有预防便秘的功效，食用后更容易产生饱腹感。

4 粗粮含有丰富的矿物质。比如铁、锌、镁、钙、钠、硒等。这些矿物质对于维持骨骼健康、促进身体代谢、保持心脏健康有益。

031
粗粮吃得越多越好吗？

需要注意的是，粗粮并不是吃得越多越好，粗粮也不是对所有人群都适宜。对于有胃溃疡、肠胃动力不足的人群，吃粗粮反而会导致出现一些胃胀、胃痛等不舒服的症状。尤其是对于中老年人来说，更要注意粗粮的量。

◆老年糖尿病患者，建议粗粮占到 30%~40%；

◆中年糖尿病患者，建议粗粮占到 50%；

◆35 岁以下的 2 型糖尿病患者，建议粗粮占到 60%~70%。

《中国居民膳食指南（2022 版）》建议，平均每天摄入谷类食物 200~300 克，其中包含全谷物和杂豆类 50~150 克；薯类 50~150 克。

032
粗粮应该怎么吃？

对于不同的人来说，吃粗粮的方式也不同。

1 建议粗粮细做。尤其是对于胃口特别不好、肠胃消化能力弱、牙齿咀嚼能力差的糖尿病患者。可以把粗粮磨成细一点的面，做成山东煎饼、稀面糊饼或者鸡蛋饼等；也可以把粗粮磨成面以后做成发面吃。

2 建议用粗粮做五谷杂粮米饭。尤其是对于消化功能很好但血糖不太稳定的糖尿病患者。由于粗粮中的蛋白质含量非常高，但是赖氨酸含量特别少，蛋白质的生物效价不高，吸收利用率也不好，所以在做粗粮时尽量加上各种豆子（比如黄豆、黑豆、红豆、绿豆、白豆等），不仅能改善口感，提高蛋白质的利用率，还可以延缓血糖升高速度，增加饱腹感。

粗杂粮饭的做法很简单，就是把各种豆子洗干净后泡4个小时，把各种米（比如紫米、红米、高粱米、荞麦、燕麦等）洗干净后泡2个小时，泡完以后把豆和米混合起来，用高压锅或电饭锅做成米饭。这里注意，泡米水有一些天然色素，不仅安全，而且对健康有益，可以留着做饭用。做成米饭后，如果是500克米的话，可以分成10份，那每份就是50克；也可以分成5份，那每份就是100克。可以把每份独立包装冻起来，每次取一份蒸透就可以吃了。

专家提示   — □ ×

如果米饭放入冰箱冷藏或冷冻，那么在低温下会出现"老化回生"现象，这时候米饭中形成的抗性淀粉在体内的消化、吸收和释放葡萄糖进入血液的速度都很缓慢，从而可以延缓血糖的上升速度。对于部分需要控制碳水化合物摄入的患者，将米饭冷冻后再加热食用可以有效减少糖的摄入，稳定血糖水平。但需要注意保证米饭在冷冻过程中被妥善存放，避免细菌污染。

◆ 关于粗杂粮饭的吃法

● 和白米饭混在一起吃。用一点新米蒸成米饭，黏黏糊糊的时候把一份冷冻的粗杂粮饭放进去，一起蒸熟。

● 不和白米饭混在一起吃。做大米饭时，中间放一个不锈钢碗，将一份冷冻的粗杂粮饭放进去，一起蒸熟即可。吃的时候，可以先吃粗杂粮饭，然后吃白米饭，这样粗杂粮和细粮就可以搭配食用了。

033

粗粮怎么搭配才营养?

我国饮食习惯中,主食多以米面为主,但长期单一摄入细粮容易导致营养失衡和消化功能减弱。适量增加粗粮有助于预防糖尿病、皮炎、便秘等问题。因此,饮食讲究营养均衡。粗细搭

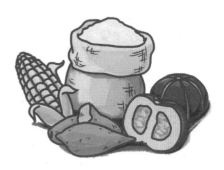

配也是重要的膳食搭配原则之一,它有助于提供更全面的营养、改善消化系统功能、稳定血糖水平。

◆ 粗细 1 : 2 搭配,粮豆混食

如果粗粮和豆类的搭配各占 50% 左右,生物效价最高,但这个时候口感并不好。所以一般情况下,粗粮和细粮的搭配比例为 1 : 2 更合理,即粗粮占一份,细粮占两份,这时候口感是最好的。比如用大米和小米去蒸米饭,则取大米 2 份、小米 1 份;蒸两面发糕时,取白面 2 份、玉米面(或者小米面、高粱面)1 份。这样做尽管蛋白质的互补作用相对差一点,但我认为蛋白质还可以用其他食物进行补充,而吃饭的食欲口感也同样重要。

◆ 粗粮细作

粗粮富含膳食纤维和矿物质,是一种不容易被消化的物质,其口感和味道比较硬,不易下咽。但是我们可以通过不同的烹饪方法来改善它的口感和味道。比如将粗粮磨成细粉,蒸煮时间更长一些使口感更加柔软,宁可软不要硬,尤其是对于消化能力较弱的糖尿病患者来说更要注意这一点。

◆ 粗粮配荤菜,健康美味又营养

五谷杂粮与肉类搭配可以提供更全面的营养素,增加饮食的多样性。杂粮

饭或者杂粮面与扣肉、米粉肉等油脂含量比较高的荤菜搭配时，色香味俱全，吃完以后会觉得很舒服，给人带来很强的满足感和饱腹感，同时也不会对餐后血糖有太大的影响，但是精米精面尽量别这么搭配。

034
薯类怎么吃？吃多少？

 薯类包括马铃薯、山药、红薯、芋头、紫薯等，含有丰富的膳食纤维，饱腹感强，所以薯类是特别好的一个食材，但薯类的淀粉含量比较高，对糖尿病患者血糖的影响比较大。所以，糖尿病患者可以适当吃薯类，但在吃薯类时需要掌握方法。

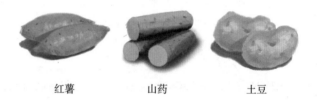

红薯　　　　　山药　　　　　土豆

1 选择还未糖化的红薯。薯类在秋天收获以后，如果放到冬天甚至再冷的时候去吃，这个薯类特别甜，一般用咱老百姓的话说叫"困一困"，这实际上是糖化过程，这时红薯中的淀粉被分解成糖分，使得口感更加甜美，但糖的吸收速度会更快，升血糖的速度也更快，所以想吃薯类又想对血糖影响最小，刚挖出来就吃比"困一困"后再吃更有利于控制血糖。

2 多吃固体薯类。不要煮太烂或者与谷类做成粥、汤或羹，否则会使升糖指数更高，导致糖尿病患者血糖波动。比如莲藕炒着吃没太大问题，但如果采用炖或者打成藕浆的烹饪方式，就会使血糖升得更高。

3 　　薯类最好用蒸、煮、烤的方式，可以保留较多的营养素。比如烤红薯、蒸红薯（尽量带皮蒸着吃）、蒸南瓜；尽量少用油炸方式，以减少食物中油和盐的含量。也可以粗粮细做把薯类和面和在一起吃，比如南瓜和白面、玉米面或小米做成的南瓜发糕，或者红薯和白面、玉米面烙的红薯饼，其实土豆等其他薯类也可以这么做。

　　对于糖尿病患者来说，薯类应该占主食的 1/3 或者是 1/4。一般情况下，如果身体健康又喜欢吃新鲜刚挖出的薯类，那薯类可以占到主食的 1/3；如果薯类已经成熟糖化，那可以占到主食的 1/4，当然也可以再少一点。但对于糖尿病患者来说，不管薯类怎么吃，都要把它当成主食的一部分。

专家提示 　　　　　　　　　　　　　　　　　　　　－ □ ✕

 　　薯类吃法不同，对血糖的影响不同。糖尿病患者应注意薯芋类食物的烹调方法，尽量不要用煎炸或是额外添加糖的做法，比如：炸薯条、油炸山药丸子、拔丝地瓜、芋头蘸白糖等等。这样不但增加了食物的能量、糖和脂肪，不利于血糖控制，还不利于身体健康。

　　我做过一些对比试验，跟大家分享一下。我把南瓜蒸着给糖尿病患者吃，血糖变化不是很大；但是我把同样的量、同种类的南瓜切块儿，煮成南瓜汤（大约 300 毫升左右），不加任何佐料，结果餐后 2 小时的血糖变化特别大。我还做过红薯、山药、芋头蒸着吃、做成面吃、煮成汤或糊糊的对比试验。比如用山药煮成疙瘩汤（切成小丁放锅里煮，再放一点菜和盐，没放油），结果血糖生成指数也相对较高。比如把芋头切成块煮成黏糊有颗粒感的汤，血糖生成指数也挺高；但是蒸着吃，血糖生成指数就变化不大。

035

糖尿病患者能喝粥吗？
喝什么粥？

俗话说"喝粥养胃"，但我不建议糖尿病患者喝粥，因为粥的升糖指数比较高，我前面也提到过，糖尿病患者吃主食时宜干不宜稀。但如果糖尿病患者特别想喝粥，怎么办？

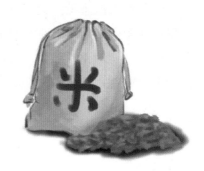

我建议尽量选择用冻过的剩米饭去煮粥，这样煮出来的粥不黏糊，米是米，粒是粒，比较爽口。在喝粥时捞点米粒吃，少喝米汤就更好了。

可以选择薏米、紫米、红米、燕麦、藜麦、青稞等杂粮，用这些煮出来的粥不那么黏糊，糖尿病患者可以适量喝点。绿豆、黄豆、芸豆、豌豆、赤小豆、鹰嘴豆、扁豆等豆类也可以用来煮粥。

如果糖尿病患者特别想喝黏糊的粥，可以少喝点玉米碴子粥，但是别喝大米粥，否则血糖升高速度特别快。

◆ 经验分享（仅供参考）

试验一：我曾经用大米做过一个对比试验。

A：生米煮出的粥，5 分钟后血糖就直线上升；

B：用做好的米饭去煮的粥，血糖升高会慢一些；

C：做好的米饭冻了以后再煮粥，血糖升高会更慢。

我观察了 5、10、20、30 分钟，到 30 分钟后血糖基本上都达到了一定的高度，但是冻过的米饭做成的粥的血糖水平高度一直低于新米煮出来的粥的血糖水平高度。这 3 份样品中，大米的量相同，种类、新鲜度也相同，煮出来的粥的量也相同，但是血糖生成指数和升糖速度完全不同。由此可见，同样重量和品质的米，加工方法不同，血糖生成指数就不同。糖尿病患者想喝粥，不建议用生米直接煮。

试验二：后来我也做过分别用大米、小米和玉米碴煮粥的升糖速度对比试验，结果升糖速度大小为：大米＞小米＞玉米碴子。

036
糖尿病患者能吃泡饭吗？

泡饭是江浙沪一带（尤其是上海）一种常见的食物，多用来当早饭吃。糖尿病患者可以吃泡饭。

为什么说糖尿病患者能吃泡饭呢？泡饭与粥不同，是隔夜冷饭加点水烧开后配上佐料烹制而成。泡饭的"泡"，其实只是使用日常喝的白开水，泡饭的"饭"，则必须是用隔夜剩下的米饭。早餐吃剩米饭也很常见，早上起来可能炒个鸡蛋和西红柿，添点水然后把剩米饭倒进去打散煮开锅 3~5 分钟，这时米粒比较散，也不像粥那么黏糊，而这一碗有菜也有饭，让人吃得舒服。其实我们在临床观察过，上海人做的这种泡饭的血糖生成指数并不高，也比较抗饿。从营养学的角度来看，泡饭之所以能吃，就是剩米饭中的淀粉发生了"老化回生"的改变，表现为抗性淀粉的含量增加，更难被人体消化吸收，血糖生成指数并不高，同时它有点稠会增加饱腹感，所以泡饭比粥好很多，可以吃，但注意一次不要吃太多，仍要控制好一餐的主食总量。

（1）高油、高盐或者加糖的浓汤汁泡饭不建议给糖尿病患者食用。如果是浓肉汤或海鲜汤泡饭，汤中所含嘌呤较多，不适合给尿酸较高甚至伴有痛风的糖尿病患者食用。

（2）对于肠胃功能弱、消化不良的糖尿病患者，我不建议吃泡饭。如果特别想吃泡饭，一定要充分咀嚼，不能像喝粥一样直接喝下去。如果泡饭没有泡好，或者进食过快、吃得过多，都会给胃的消化造成较大负担，吃完可能会胃疼或胃部不适。

037
糖尿病患者能吃面条吗？

一般情况下，糖尿病患者可以吃面条，但建议要适量吃不要吃太多，还需要根据实际情况而定。

◆ **误区：面条不抗饿，所以糖尿病患者不能吃面条**

很多北方人喜欢吃汤面，但在患上糖尿病以后就不敢吃了，他觉得吃面条没一会肚子就容易饿，所以误认为糖尿病患者不能吃面条。面条本身就是面食，你怎么吃、吃多少和能不能抗饿有直接的关系。我认为面条不抗饿并不是面条的错，而是你吃法不正确。如果 50 克面条煮得太烂，煮完后没及时吃，尤其面条泡久了之后吸收了汤汁，淀粉吸水膨胀的程度变大，面条就容易发胀成很大一碗，这时候你觉得这一碗你吃不了只吃半碗，其实你只吃了 25 克面，而面条很容易消化，如果搭配的卤和菜再少一点，就不太抗饿。另外，发胀的面条全部吃进去后，过量进食导致胃撑大了，停止进食后胃会慢慢排空，胃内食糜会进入肠道进行下一步消化。随着胃的排空，胃壁平滑肌会"回缩"，而回缩力又特别强，这时候胃排空相对快一些，所以你很容易有饿的感觉。其实如果面条煮的时间、搭配的菜量和肉是合理的，那吃面条还是抗饿的。

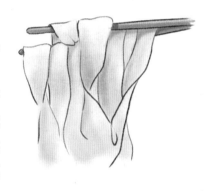

◆ 吃面条时应该煮好就吃，不要等泡久了再去吃

医院给糖尿病患者的食谱中经常有面条，以常见的白切面为例，煮面条时不要煮得太烂，煮熟就行，再多搭配些青菜、肉或者蛋，进食速度也不要那么快，实际上面条还是很好的主食。

◆ 吃面巧搭配，温暖又管饱

糖尿病患者最好不要单一吃面条，因此面条只是主食的一部分，在吃面条时最好再搭配些其他主食（如馒头、窝窝头等），同时还要和蔬菜、肉类搭配着吃，这样吃起来会更抗饿，这是吃面条的一种方法。另外，糖尿病患者可以少吃白面，多吃一些粗粮面条，如荞麦面、莜麦面、玉米面、热麦片等。

专家提示　　　　　　　　　　　　　　　　　　　— □ ✕

加工方式越干越耐饿

面条在烹饪的时候建议水分不要放得过多，烹饪的时间不要过长，以免导致糖分释放过多，升糖指数增加，影响饭后血糖水平。我不太建议糖尿病患者吃炒面，除非在吃炒面时把油和面条的量控制好。

◆ 糖尿病患者吃面条，卤有讲究

面条采用不同的制作方法，搭配不同的卤就成了各个品种，如老北京炸酱面等，还有最常吃的家常面。家常面的浇头做法也有很多，比如西红柿鸡蛋面、茄子面、鸡丝面等。关于卤，有的地方也叫浇头、哨子或者码，其实大同小异，一般卤都是黏黏糊糊的。

吃打卤面、炸酱面等面条时，副食搭配非常重要。糖尿病患者的饮食在配菜时不建议用高汤也不要用淀粉勾欠，建议少放些油，这些对控制血糖都是有利的。如果是吃汤面，配菜品种和数量不够多时，还需要额外再搭配菜和主食。

专家提示　　　　　　　　　　　　　　　　　　 ＿ ❑ ✕

　　营养、健康的面条推荐以荤、素、汤、饭合四为一的面条，整碗面条中 1/2 是蔬菜，1/4 是各种肉、虾、蛋等蛋白质，1/4 是面条（只捞半碗），浇上各种面汤，这样做不仅美味，还有利于控制血糖。

038
糖尿病患者能吃葱油饼吗？

葱油饼对糖尿病患者有影响，在血糖控制平稳的情况下可以吃，但是必须要控制好摄入量。

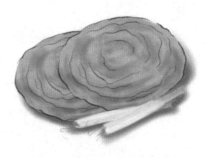

◆ 吃葱油饼容易导致油脂摄入量超标

葱油饼是北方地区特色小吃的一种，主要由面粉（一般是普通白面粉，很少用玉米面或黑面）、葱花、食用盐、食用油等食材制成，口味香咸。所用的白面粉一般都是富强粉，与全麦粉相比，膳食纤维相对少。为了使葱油饼的口感外酥内软、层层起酥，通常制作葱油饼时添加的食用油也比较多，还要用油煎。另外，在制作葱油饼时一般会放葱、盐、五香粉等调味品，所以做出来特别香，很容易吃多，而且在吃葱油饼时往往吃菜相对少一些。由此可见，葱油饼含有较高的热量，升糖指数较高。而糖尿病的饮食治疗原则是控制总热量，一般炒菜的油量就达标了，如果主食里再用油就超标了，不利于血糖的稳定。所以，我不建议糖尿病患者吃高油面食。

◆ 建议少吃葱油饼

葱油饼的热量比较高，相当于一碗饭加两勺油，吃多了很伤身。不过偶尔吃一次没事，但只能是一小片。把葱油饼作为这一餐主食的一部分，比如说吃二两饭（即100克）的话，您先吃一两半的杂粮饭，然后放在最后吃半两的葱油饼（购买葱油饼要选择油少的），这样既解馋又享受了美味，油脂超标量又不太多；另外在吃葱油饼时多搭配蔬菜，蔬菜以清蒸、凉拌为主，尽量少炒菜，这样也能有效控油减油。

039
月饼升糖吗？

月饼是我国的传统美食之一，也是农历八月十五中秋节的饮食习俗。但是月饼作为典型的高热量、高油脂、高糖分的食品，升糖指数较高。

从月饼的制作过程来看，月饼是用小麦粉等谷物粉或植物粉、油、糖（或不加糖）等为主要原料制成饼皮，包裹各种馅料经加工而成。月饼面加入了大量的糖和酥油，在吃的时候会感觉口感酥软，但是增加了热量，容易增加饱腹感。月饼里的五仁馅中坚果较多，油脂含量高。而脂肪、蛋白质、碳水化合物在体内是可以互相转换的，所以月饼也升糖。

对于糖尿病患者，如果在中秋节想吃月饼，可以这样做：

1 尽量少吃。每天最好不要超过一个月饼，最好将月饼切开，月饼一次的摄入量控制在 1/4 个或者 1/8 个，浅尝即可，多吃可能会导致血糖失控，继而损伤胰岛细胞功能。在任何一餐中，都不能把月饼作为正餐来吃，以避免其油腻感影响食欲，也为胃肠道留出足够的消化时间。建议少食多餐，将月饼分散在一天当中当加餐吃，如果食用过多则应适度减少当日下一餐的食物热量摄入。

2 学会搭配食用。适当减少当日主食的摄入量；在当天的主食上多搭配其他粗杂粮，少搭配精米精面；还应该摄入足量的蔬菜来促进高油食物的消化。如果吃月饼觉得油腻的话，还可以搭配开胃茶和酸味水果（比如橙子、柚子、山楂等）一起食用，起到促进消化、解油腻的作用。

3 尽量选择低油低糖的月饼。月饼种类繁多，首先应看清配料，含糖和含油脂高的不要选用。一般来说，豆沙、水果类口味的月饼热量相对较低，五仁、蛋黄热量相对较高。但月饼热量普遍较高，按热量由高到低来排序依次为苏式月饼、广式月饼、桃山皮月饼和冰皮月饼。糖尿病患者在选择月饼时，尽量选择低油低糖的月饼种类，并严格控制摄入量。

总之，吃月饼升糖是肯定的，但如果少吃一点，搭配的其他食材好一点，血糖控制也会更稳定些。

月饼是高热量食物

　　一个中等大小的月饼所含热量超过 2 碗米饭。胆固醇类的月饼（即脂肪含量很高的双黄、莲蓉月饼）含油量为 30% 以上；胆固醇偏低、但糖分很多的五仁、豆沙月饼，含糖量则在 50% 以上。

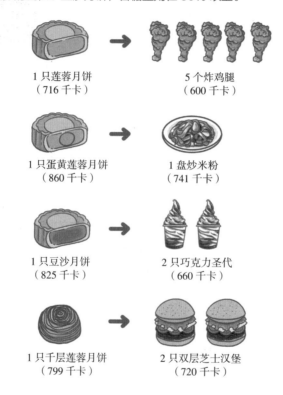

1 只莲蓉月饼
（716 千卡）

5 个炸鸡腿
（600 千卡）

1 只蛋黄莲蓉月饼
（860 千卡）

1 盘炒米粉
（741 千卡）

1 只豆沙月饼
（825 千卡）

2 只巧克力圣代
（660 千卡）

1 只千层莲蓉月饼
（799 千卡）

2 只双层芝士汉堡
（720 千卡）

无糖月饼并非"无糖"

　　无糖月饼中尽管不含蔗糖，但其中的淀粉进入人体仍会分解生成葡萄糖，引起血糖波动。由此可见，无糖月饼并非真正意义上的"无糖"，仍属于高油脂、高能量食品。所以糖尿病患者食用无糖月饼需要节制。

040
糖尿病患者能吃粽子吗？

 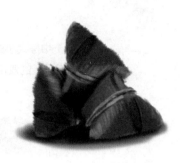

　　其实糖尿病患者的管理原则是限量不忌口，没有什么是不能吃的。所以糖尿病患者能吃粽子，想吃就吃，但要注意少量食用，并选对食用时间。

◆ 粽子热量高，不要太放"粽"

　　端午节是我国传统节日，有吃粽子的习俗。粽子一般是用江米做的，有些地方也用黄米来做。粽子煮熟后，趁热吃香滑软糯，口感好。粽子的品种很多，有肉粽子、蛋黄粽子、豆沙粽子、大枣粽子，有咸有甜，有荤有素。但粽子馅中枣、豆沙等食材糖分比较大，蛋黄和五花肉的脂肪含量比较大，所以粽子的米和馅的热量加在一起，即使粽子没有加糖，热量也是比较高的。

　　根据测定结果显示，用糯米加水做成的糯米饭GI值为87，属于高GI食物，一般不推荐糖尿病患者食用。粽子使用的原料不同，GI值也会有所不同。

　　对于血糖控制得比好的糖尿病患者来说，可以少量吃粽子并将其替换部分主食，但要注意尽量选购热量较低或体积较小的粽子，比如黑米粽、八宝粽等杂粮杂豆粽，还要注意搭配其他食物（比如蔬菜、水果）一起吃。

糯米消化难度与温度有关

关于吃粽子，我在临床上做过调查。如果粽子包得比较紧，无论是竹筒粽还是粽叶粽，煮得时间特别长，煮完以后又放凉了吃，血糖波动不会太大。但如果粽子包得很软时，血糖生成指数就非常高。从营养学角度看，对于淀粉类食物来说，消化难度与食物的硬度、黏度等有一定关系。糯米的消化速度快，但是它消化不完全。糯米在加热状态下，支链淀粉会糊化，有利于被消化酶分解，更易消化；而一旦冷却，则会老化回生，分子间凝固加强，不容易被消化。由此可见，粽子中的糯米放凉之后会增加消化难度，不适合肠胃虚弱、消化功能较弱的人，但从控制血糖的角度看可以适量食用。另外，不建议晚餐时吃粽子，以免引起消化不良，导致腹胀、腹痛。

041
油条搭配什么吃比较好？

　　油条是南方人和北方人都喜欢吃的早点，口感松脆有韧劲，类似油条的面制食品还有油饼，和豆浆一起搭配吃口感较好，也比较解馋。

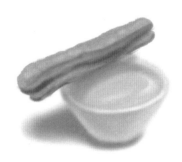

　　一般不建议糖尿病患者吃油条，因为油条属于油炸食品，是一种高热量、高脂肪食物，容易导致糖尿病患者热量摄入超标，从而会引起血糖波动；另外在油炸过程中，油条中的 B 族维生

素、脂肪酸等大部分营养素被破坏，蛋白质吸收也不好，营养价值比较低。但如果糖尿病患者血糖控制得比较好，偶尔少量吃油条解解馋也可以，而不能作为日常主食，一般来说油条占主食的 1/3 或者 1/4 就可以。

　　吃油条的时候，一般不建议搭配牛奶。这是因为牛奶和油条中都含有脂肪和蛋白质，油条还比较油腻，会增加胃肠负担，不利于营养素的消化吸收，所以更建议与豆浆搭配。

　　油条搭配菜汤、鱼汤也很好。我之前遇到一位糖尿病患者，他特别爱吃油条，每周会吃四五次油条，每次基本上吃 1/4 根油条，但他每天都会喝一碗鱼汤，还喜欢把油条泡在鱼汤里吃，喝完以后再吃些蔬菜和粗杂粮，他这么吃血糖还控制得挺好，糖化血红蛋白和餐后 2 小时血糖指标也正常。后来我就把这个方法介绍给了一些爱吃油条的糖尿病患者。但我不建议每天吃，可以 1~2 周吃一次。

二 奶类的选用

042
糖尿病患者如何选择乳制品？

扫一扫 看视频

有研究表明，乳制品中所含的钙、乳清蛋白以及共轭亚油酸等成分可能是改善糖尿病危险因子的有益成分，适量摄入乳制品对糖尿病患者有益处。

1 乳制品可以补充优质蛋白质。牛奶中蛋白质的氨基酸构成比例合适、种类齐全，吸收利用率较高，有助于增强体质，提供能量，同时可以提高机体免疫力，也能为肌肉的合成提供丰富的原料。

2 乳制品中的钙含量较高，而且吸收利用率也较好，有助于维持骨骼的健康。

3 乳制品中的脂肪包括甘油三酯、少量的磷脂和胆固醇，易被人体消化吸收。尽管全脂牛奶中的饱和脂肪可能对心血管健康产生不利影响，但也有研究表明，牛奶、奶酪和酸奶等全脂乳制品中的某些饱和脂肪酸有助于降低 2 型糖尿病风险。

因此，乳制品对于糖尿病患者而言是比较推荐的。

◆ **个性化选择：不一样的牛奶方案**

乳制品的选择可以根据个人喜好和饮食习惯来决定，比如低脂或无脂牛奶、酸奶、羊奶、驼奶粉等。

对于身体健壮的人，可以选择全脂牛奶，每次饮用 250ml 即可。

对于偏瘦、畏冷怕寒体质的糖尿病患者，建议选择羊奶比较好。羊奶是一种低热量、低含糖量的饮品，对糖尿病患者非常适用，不容易引起血糖的变化。而且中医认为牛奶偏寒凉，而羊奶属于温性的食物，可以温润补虚，一般不会导致身体内火旺盛或脾胃虚寒等。适量喝羊奶不会上火，每日可以饮用 200ml。

糖尿病患者也可以选择驼奶粉。驼奶鲜奶产量较少且不易保存，市面上多为驼奶粉。驼奶粉是由新鲜驼奶经过脱水、干燥、杀菌等工艺制成的粉末状产品，与牛奶和羊奶相比，驼奶的脂肪分子量更小，容易消化吸收。驼奶粉含有一些类似于胰岛素的成分，可以帮助糖尿病患者控制血糖、提高免疫力以及恢复胰岛 B 细胞功能，所以糖尿病患者一般可以适量喝驼奶。我用过口感也不错。选择驼奶粉时，需要检查配料表看奶粉纯度，正宗的驼奶粉配料表中第一个应该是全脂驼乳粉或者骆驼生鲜乳，而非其他添加剂或大豆粉等成分。如果添加了其他成分，可能不是正宗的驼奶粉。另外，还要注意观察驼奶粉颜色、配料表、奶源地、生产工艺、口感和品牌等方面，以选择真正的驼奶粉。每日食用 1 杯驼奶粉（一袋 20~25 克奶粉），每杯约 250ml，也就是半斤奶的量。

糖尿病患者可以适量吃奶酪。奶酪是一种发酵的牛奶制品，就营养而言，奶酪是浓缩的牛奶，也是含钙最高的奶制品，而且奶酪中的钙易被人体吸收，可以满足糖尿病患者的补钙需求量。

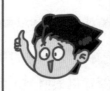

全脂牛奶
适合身体健壮的人，
每次饮用 250ml

羊奶
适合偏瘦、畏冷怕寒体质的人，
每日可以饮用 200ml

驼奶粉
适合免疫力低下的糖尿病患者
每日饮用 1 杯 250ml 驼奶粉
（一袋 20~25 克奶粉）

奶酪
每日适量吃，
可以满足糖尿病患者的补钙需求量

对牛奶过敏者、乳糖不耐受患者（通常表现为肚子产气、咕噜咕噜不舒服，有腹胀、腹泻、腹痛等症状）、糖尿病合并有血脂异常患者，要避免饮用全脂牛奶，可以考虑脱脂牛奶或者低脂牛奶。因为低脂牛奶或者脱脂牛奶中的脂肪含量相对更低，热量产生的波动也不会太大。也可以考虑喝乳糖水解处理后的牛奶产品，比如无乳糖牛奶、水解乳糖牛奶、舒化奶等。

　　喝牛奶时，还需要注意以下问题。

　　（1）不建议空腹喝牛奶。

　　（2）不建议喝隔夜牛奶。

　　（3）最好不要在喝牛奶时加入白糖调味。

　　（4）不要用牛奶送服药物。

043
燕麦奶、豆奶、杏仁奶等"植物奶"可以替代牛奶吗？

　　近年来，"植物奶"产品很多，除了常见的豆浆、杏仁露、核桃露、椰奶，也包括燕麦、藜麦等谷物制成的饮品，宣传号称"零胆固醇""低饱和脂肪""低脂"等，受到不少消费者青睐。营养强化的植物奶产品为不能喝牛奶的纯素食人士、牛奶过敏或者乳糖不耐受人群提供了更多健康选择。在购买植物奶前，要仔细查看配料表和营养成分表，选择蛋白质含量相对较高、脂肪和碳水化合物含量相对较低并且强化了其他营养素的产品。

　　其实"植物奶"属于植物蛋白饮料，但"植物奶"并不等于高蛋白饮料。我认为，牛奶中含有的优质蛋白质和钙是植物奶无法取代的，因此能选择喝牛奶最好。

044

糖尿病患者如何正确喝牛奶?

牛奶的吃法有很多,除了直接喝之外,也可作为主要食材来制作成主食、副食或零食,不仅简单易做还营养丰富。糖尿病患者可以尝试各种花样吃法,这样做对补钙和蛋白质、改善口感、增加生活乐趣都是有好处的。

◆ 牛奶花样吃法

在发面蒸白馒头或者玉米面馒头、粗杂粮馒头时,可以用牛奶代替水去和面,这样做不仅口感、颜色好,还避免了乳糖不耐受的情况,这个可以叫"吃奶",不叫"喝奶"。

牛奶与需要良好弹性和韧性的面食搭配也可以。无论是制作馒头、面包、包子、饺子和面条,都可以用牛奶代替水来和面,或者直接添加奶粉。由于牛奶中的蛋白质可以加强面团的筋力,做出来的面条不易断、馒头有弹性、饺子不破皮、面包更蓬松。但是烙着吃面食时不建议放牛奶,如果掌握不好火候容易糊,不利于奶中蛋白质的吸收。

牛奶可以用来煮米饭。在蒸米饭时用奶代替水去蒸,这样用奶蒸出来的米饭很香也很亮,能改善陈米口感;能提高米饭的营养价值,既能补充能量,又能补充蛋白质;关键是还可以改善乳糖不耐受的现象。注意牛奶煮饭时不建议用铁锅或者电饭锅去做,最好是放在碗里蒸着吃;还要注意稀释,避免米饭煮得发硬。

牛奶可以做菜。是的,你没有看错,牛奶还可以做菜烧汤,比如牛奶炖蛋、牛奶烤鸡、牛奶南瓜羹、山药奶羹等,这也不是"黑暗料理"。有时候在汤菜里倒上牛奶一起煮,味道也很不错,比如奶汤白菜炖豆腐、奶汤蒲菜等。

牛奶还可以做零食,比如炸奶糕、牛奶小方等。如果糖尿病患者觉得普通食物难以下咽,可以改为流质、半流质或软质食物,如牛奶、果冻等。我尝试过用奶和琼脂制作牛奶果冻,这比较适合老年人、糖尿病患者,既改善了口感,对润肠通便也有一定好处。

045
"牛奶+麦片"利于钙的吸收吗？

很多人习惯将牛奶搭配燕麦片做成早餐来吃，看起来滑糯黏糊，吃起来也很舒服，胃也很舒服。在牛奶当中适当地添加一些麦片，利用麦片中的碳水化合物为牛奶中的优质蛋白质提供非蛋白质热量。这种吃法没有问题，一般不会对身体造成影响。

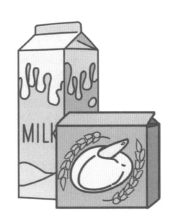

但我想提醒大家，奶搭配燕麦片从好吃的角度看没有问题，对胃黏膜的伤害也会最低，对于燕麦片中 B 族维生素及其他营养物质的吸收也没影响，但可能会影响牛奶中钙的吸收率。

我们吃任何食物都是有一个目的，目的不同，吃法就不同，加工方法和搭配也就不同。如果喝牛奶是为了补钙或者促进钙的吸收，那么奶和燕麦片的结合并不是最佳选择。因为燕麦片里含有丰富的膳食纤维，包括可溶性的膳食纤维和不可溶性的膳食纤维两种，能够增加饱腹感，可以促进肠道蠕动，具有润肠通便作用，有助于排毒和缓解便秘，具有一定的降脂效果，也可以延缓糖分吸收的速度和程度，从而降低血糖生成指数。但是过量的膳食纤维使食物通过肠道的速度增加而在肠道停留的时间减少，抑制胃蛋白酶等消化酶并降低食物的消化效率，抑制钙的吸收导致牛奶中钙的吸收利用率下降。

当然，也可以采取以下措施优化麦片与牛奶的饮食搭配。

（1）选择加工较少的"低植酸"或"高纤维"麦片。

（2）先浸泡麦片，即使用温水浸泡 10~15 分钟后再加入牛奶。

（3）在麦片中加入其他含钙食物，比如坚果、种子、豆腐、鱼类和绿色蔬菜，以增加饮食中钙的来源。

对于大多数人而言，麦片与牛奶的搭配可能并不会显著影响钙的吸收。但对于某些特定人群来说，需要更加关注饮食中钙的来源和吸收情况，需要更加谨慎地选择饮食组合，确保钙的充分吸收。

● 老年人：随着年龄的增长，肠道对钙的吸收能力会减弱。

● 骨质疏松症人群：这部分人群对钙的需求量较高。

● 慢性肾脏病患者：这部分人群可能因为疾病导致钙磷代谢紊乱，可能表现为骨骼异常、消化道异常等。因此需要更加关注饮食中的钙磷摄入。

● 乳糖不耐受人群：这部分人群饮用牛奶后可能出现腹泻、腹胀等症状，影响营养的吸收。

046

奶酪能吃吗？吃多少？

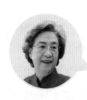

有的糖尿病患者认为奶酪的热量很高，所以不敢吃。有的糖尿病患者又认为奶酪的营养很好，可以吃。其实奶酪是一种发酵的牛奶制品，含有丰富的蛋白质、钙、脂肪、磷和维生素等营养成分，具有补钙、保护肠道、保护心脑血管等功效。但是奶酪也含有一定的糖分，容易导致血糖水平升高，因此糖尿病患者需要谨慎食用。不同种类的奶酪糖分含量不同，建议选择低糖或无糖的奶酪。

糖尿病患者在吃奶酪的同时，可以搭配着吃一些粗粮，如玉米粉、荞麦、大麦等，升糖指数较低，可以保持总热量摄入均衡，帮助糖尿病患者降低血糖并控制血糖水平。我通常会把奶酪夹在馒头或者面包里作为加餐去吃，也会夹在主食里去吃，有时我还会把奶酪放在面食里去吃。比如，将芝士融入面团中烘焙出奶酪饼，其口感比披萨还好，这也是享受面食的新方式。

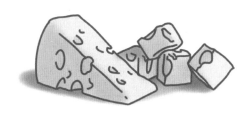

　　糖尿病患者可以吃奶酪而且有好处，但是吃多少量是最关键的。奶酪中的脂肪和热量都比较多，钙含量也比较高，所以吃的量一定不能多，尽量不要和油脂、膳食纤维含量高的食物一起搭配。肥胖者、肠胃功能不好者不建议食用奶酪。糖尿病患者需注意奶酪的摄入量，以避免摄入过多的脂肪和热量，影响身体健康。我会建议糖尿病患者根据自己的活动强度、平时的饮食结构和消化能力，每天摄入 10~20 克奶酪就可以了，并不是越多越好。可以一次吃完；也可以分 2 次吃，上午吃一次，晚上睡前吃一次。如果上午活动量、工作量比较大，可以把奶酪放在早餐或早上加餐吃，短时间也不需要冷藏保存，有独立包装的奶酪更适合作为加餐。

047
酸奶什么时间吃更好？

　　酸奶是以牛奶为原料制成的乳制品，口感酸甜，具有调节胃肠道菌群平衡、改善胃肠道消化功能的作用。酸奶一般不推荐空腹状态下饮用，原因如下。

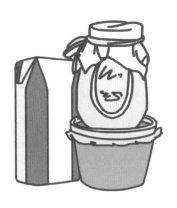

1　　酸奶是发酵食品，发酵以后它含有大量的活性乳杆菌，包括双歧杆菌、乳酸杆菌、酪酸梭菌等，都具有不耐酸的性质，而空腹的时候胃内的胃酸相对较多，如果选择在空腹饮用，可能会导致活性益生菌被破坏，从而降低酸奶中益生菌所带来的益处。

2 酸奶中的蛋白质含量也比较丰富，但直接空腹饮用可能会转化为热量被消耗，从而降低酸奶的营养价值。

3 酸奶相对偏凉，在空腹时容易吃得快吃得多，容易刺激肠胃黏膜，导致人体无法正常吸收营养，也增加了患胃炎、胃溃疡的风险。不同体质对冷、热食物的耐受程度也不同，所以喝酸奶要看个人习惯和体质。

那酸奶什么时间吃比较好呢？我建议在饭后半小时到 1 小时吃比较合适。对于糖尿病患者，可以在两餐之间（10 点左右）吃酸奶。如果刚吃完饭或者饭后还不到 1 小时就吃酸奶，酸奶需要计入这一餐的总热量中。不同时间喝酸奶有不同的功效，选对时间喝酸奶才更有利于营养物质的吸收。

专家提示   _ ▢ ✕

在喝酸奶时，需要注意以下几点。

（1）不要喝得太急。奶酪可以快点吃，鲜奶也可以喝快点，但喝酸奶时速度要慢，尽量在口腔停留一段时间稍微温一下再咽下去更好，这样温度刚好，吸收也好，对胃的刺激和影响也小一些。

（2）不能过量饮用。过量饮用酸奶可能会导致胃酸过多，影响消化功能。从包装上来看，袋装或盒装鲜奶一般都是半斤，也就是 250ml，但是市场上半斤规格的酸奶产品很少，常见的规格是 80 克、90 克、100 克，最多 120 克，180 克的都很少。

048
糖尿病患者适合喝牛奶还是豆浆？

◆ 个性化选择：不一样的早餐方案

牛奶和大豆都是常见的食物过敏原，牛奶、豆浆适宜的人群也不一样。有些患者喝了牛奶餐后血糖高，可能是对牛奶过敏导致，也可能是由于牛奶含有较多糖分，或者患者本身患有糖尿病、甲状腺功能亢进症等疾病导致。有些患者喝完豆浆感觉胃不舒服，可能是消化不良、胃溃疡、食物中毒等原因引起的，这些情况在临床上都有。除了乳糖不耐受的原因，还有食物搭配、饮用方法不当等因素，同时也有牛奶或豆浆浓度方面的原因。豆浆的浓度可以由自己掌握，但是超市买回来的鲜奶浓度一般是固定的，而冲奶粉也会有稀、稠的区别。不同的早餐吃起来感觉不同，适宜的人群也不同。

对于患有糖尿病的中年人，我推荐用牛奶作为早餐，同时搭配一些全麦面包、杂粮馒头、发糕或者杂粮面条，而不是单一的精细主食，这样可以避免血糖生成指数升高；还可以再搭配上一些新鲜蔬菜，比如生菜、圆白菜、西红柿、黄瓜等。

对于患有糖尿病的老年人，自制的豆浆或者豆奶更适合。老年人通常消化能力比较弱，饭量不太大，又不爱喝奶而且更喜欢传统吃法，早餐可以食用不太浓的豆浆，搭配火烧、油条、油饼，同时再搭配上一些新鲜蔬菜。

对于血糖还不稳定但追求口感好的糖尿病患者，我建议用坚果、豆子和奶进行打浆更好，比如将花生、芝麻、黄豆或者黑豆放入豆浆杯，加入适量牛奶进行打浆；也可以用坚果和豆子打浆后再冲入适量奶粉。在主食方面可以搭配干硬的馕、锅盔、煎饼，既能抗饿、补充矿物质等营养素，也能防止血糖生成指数升高，如果再搭配一些新鲜蔬菜会更好。

患有糖尿病的中年人

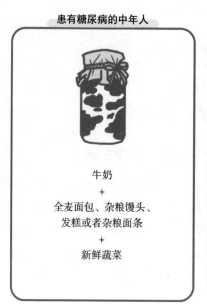

牛奶
+
全麦面包、杂粮馒头、
发糕或者杂粮面条
+
新鲜蔬菜

患有糖尿病的老年人

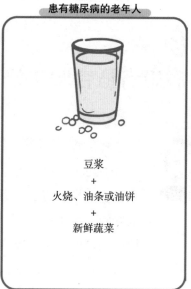

豆浆
+
火烧、油条或油饼
+
新鲜蔬菜

以上几种早餐搭配适用于糖尿病患者。如果对牛奶和豆浆都过敏的人，两者都不能喝；消化太差、容易腹胀的人也要注意少喝，可以用酸奶、奶酪来替代牛奶，或者用豆腐、豆腐干来替代豆浆。

三 肉类的选用

049
糖尿病患者每天吃多少肉？

扫一扫 看视频

每天吃多少肉类，需要根据个人的年龄、体重、性别、活动量以及所处的地区等因素来综合考虑。按照《中国居民平衡膳食宝塔》推荐，普通人群每日畜禽肉摄入量是 40~75 克，鱼虾类摄入量是 40~75 克。50 克肉的话大概就一两，相当于一个手掌心大小的肉块。

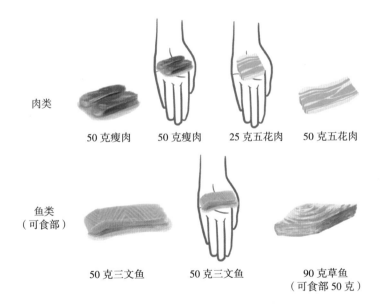

肉类			
50 克瘦肉	50 克瘦肉	25 克五花肉	50 克五花肉

鱼类（可食部）

50 克三文鱼　　　　50 克三文鱼　　　　90 克草鱼（可食部 50 克）

以我为例，我身高 173cm，属于中等强度体力劳动者。我每周大概摄入 300 克鱼肉、300 克鸡肉、300 克红肉。比如，早餐会有 1 个海参和 1 个鸡蛋，中午有肉，晚上有鱼或虾，还会经常搭配豆腐、豆腐丝拌着吃或炒着吃。如果是正常人群，可以保证每日摄入 100 克左右肉类，平均每周 2 次红肉、2 次白肉，2 次水产品类的肉。

050
糖尿病患者如何选择肉类？

选择肉类的品种应该多样化，无论白肉还是红肉都应适量摄入，以补充身体所需的蛋白质和其他营养素。理论上讲，一周 1~2 次红肉、1~2 次鱼肉以及 1~2 次白肉比较好。但是从营养均衡的角度上讲，每天都有红肉、白肉和水产品的摄入会更好。一般来讲，鱼、禽类等白肉脂肪含量相对较低，不饱和脂肪酸含量较高。一些深海鱼、贝类肉还含有 EPA、DHA 等营养素，对预防高脂血症和心脑血管疾病等有重要作用。在食用肉类时，合理搭配和适量摄入很重要。所有的食材都不能过量，应坚持"样样都有点儿、样样都别多"这个原则。

红肉包括猪肉、牛肉、羊肉等，这些都是我们平时经常食用的。与牛肉、羊肉相比，猪肉中的铁含量低，很多部位脂肪含量较高，但饱和脂肪酸比较少，维生素 B_1 的含量比牛肉、羊肉更高。另外，肉不同部位的脂肪含量存在着明显差异。在选择肉类时，建议选择瘦肉部位，避免摄入过多的脂肪和胆固醇。比如，猪里脊肉和通脊肉等纯瘦肉的脂肪含量只有 6%~8%，与鸡腿肉相当。另外，红肉含有丰富的血红素铁，很容易被人体吸收，有助于预防缺铁性贫血。特别是糖尿病患者容易出现缺铁性贫血，所以红肉可以适量吃些。

白肉包括鱼肉、禽肉（如鸡肉、鸭肉、鹅肉等）、虾蟹和贝类等。对于糖尿病患者来说，鹅肉、兔肉也是很好的选择。相比于其他白肉，兔肉属于一种低脂肪的肉类，所含的脂肪多为不饱和脂肪酸，对预防动脉硬化有益，糖尿病患者适量食用并不会造成血糖值偏高。如果将兔肉和肥肉搭配起来烹饪，可以有效控制脂肪量摄入，比如兔肉炖五花肉。水产品包括各种鱼类、虾、蟹、贝类等。水产品富含多种氨基酸，是一种高蛋白、低脂肪的健康食品，大部分属于白肉类食品。水产品脂肪含量很低，并且多由不饱和脂肪酸组成，易被消化，不易引起动脉粥样硬化，更适合老年人及心血管患者食用，同时它也是矿物质和维生素的优质来源。

糖尿病患者推荐每周肉类摄入

1~2 次红肉 + 1~2 次水产品 + 1~2 次白肉

（猪肉、牛肉、羊肉） （鱼类、虾、 （鱼肉、鸡肉、鸭肉、
蟹、贝类） 鹅肉、兔肉）

专家提示 _ □ ×

不建议食用煎炸肉类、加工肉类（如香肠、午餐肉、火腿等）、动物内脏、带皮肉类（如猪蹄、鸡皮）和肥肉类。

051
糖尿病患者如何做到吃肉控糖两不误？

肉的吃法有很多，无论是炒着吃、煮着吃，还是酱着吃、蒸着吃都可以，但烹饪方式对肉类中的营养成分和血糖的影响也不容忽视，应合理选择烹饪方法，如烤、蒸、煮、炖、酱等，以减少油脂和热量摄入。我更建议糖尿病患者尽量煮着吃肉。

在加工红肉时，我不建议采用直接炒的烹饪方式，大家可以尝试下面的做法：把瘦肉切成丝或者片，用少许蛋清稍微上浆处理一下，焯水至 8 成熟，捞出沥干再和其他菜一起去炒，这样做肉吸入的油量就会相对少，肉质也比较嫩。如果直接去

炒，用油量会相对更多，从而增加了热量摄入，对糖尿病患者不利。

选择的肉不同，吃肉的方法不同，摄入的油量不同，则味道不同，营养素的吸收也不同。选择合理的烹调方式且与多种肉类搭配，这样做营养会更丰富。

052
酱肉怎么做才适合糖尿病患者吃？

与生肉制品相比，酱肉易于加工且风味独特。在制作酱肉时，很多人会选择酱腱子肉，但是有些人可能不吃牛肉，所以也可以选择

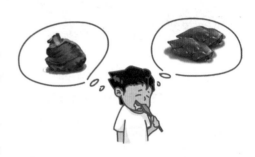

酱猪脚（也叫猪蹄儿）、肘子、羊蹄等。其实对于糖尿病患者来说，选择什么肉并不重要，都可以吃，控制好量就可以，关键是选择正确的酱肉加工方法和调料。

通常大家在做酱肉时会放一些黄酱和其他调味品，但是对于糖尿病患者来说，我不建议在烹调酱肉时放黄酱、甜面酱、豆瓣酱等。因为这类酱虽然酱香味儿很浓，含有较多的糖。根据我在临床上的观察，虽然只是这一点调料，并没有多少，但实际上会导致血糖波动过大。其实加少许红烧酱油、少许盐和其他佐料去酱就可以，这样调酱糖含量相对少，对血糖的影响不会很大。尽管吃同样的量，肉也一样，但酱法不同，餐后2小时血糖也会不同。糖尿病患者如果想吃酱肉，最好是自己去酱，而且要严格控制酱肉摄入量。

053

糖尿病患者能吃红烧肉吗？

糖尿病患者可以吃红烧肉，但需要减少红烧肉的摄入量，应注意一次不要吃得过多，而且要注意红烧肉的烹调要选择瘦肉，尽量少油少盐。因为红烧肉通常以五花肉为制作主料，其中含有较高的脂肪含量，特别是饱和脂肪酸。高脂肪饮食会降低胰岛素敏感性，导致身体调节血糖能力下降，会使糖尿病患者血糖增高并加重高脂血症。除了红烧肉外，还有些非常有名的菜式如梅菜扣肉、东坡肉、回锅肉、卤肉饭、粉蒸肉等也都是用五花肉制作而成。

糖尿病患者在食用红烧肉时需要注意以下两点。

1 配菜很重要。在吃红烧肉的时候搭配粗粮、蔬菜更健康。医院膳食也会给糖尿病患者提供红烧肉，但通常会配个菜底，而且红烧肉是限量的。有些糖尿病患者住院的时候吃了红烧肉，餐后血糖也不高，但回家后吃了红烧肉，血糖就很快升高了，其实就是这个配菜的原因。

那菜底适合搭配什么呢？一般情况下，不建议选择土豆、芋头、莲藕、山药等薯类，建议选择富含粗纤维的蔬菜，比如萝卜丝、白菜条、圆白菜丝、芹菜、莴笋等。如果在家里做配菜时，不建议配炒菜，建议将蔬菜简单焯烫一下捞出即可（不用过凉水），也可以撒上少许盐或者是用酱肉的汤拌一下，这样使用的调料和油都很少。红烧肉的配菜建议用膳食纤维、维生素含量相对高一些的绿叶菜，因为它不太吸油，热量比较低，含的糖分相对少，这样搭配去吃既解馋又解腻，而且也不会升高血糖。

2 做红烧肉的时候，选择"硬五花"，而不是"软五花"。五花肉分为"上五花"和"下五花"，有的地方也叫"硬五花"和"软五花"，它们在味道上有很大差别，做法也是不一样的。硬五花肉比较肥，口感会比较油腻；软五花口感肥而不腻，香而不柴，特别好吃。"下五花肉"一般是五花三层的，较为紧致，瘦肉相对多一点，品质更好，更适合做红烧肉。做

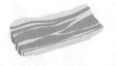

硬五花

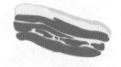

软五花

红烧肉时建议只放适量酱油和少许其他佐料去慢慢地炖，烧好之后再给红烧肉加个菜底，不建议加很多红烧酱油或者糖。

054
糖尿病患者如何炒肉才能少用油？

糖尿病患者每日烹调用油最好不要超过 25 克，糖尿病患者如果进食油量过高也会引起热量过剩从而导致血糖的进一步增高。从营养健康的角度来看，我们提倡饮食要减油。由于肉的炒法决定了用油量，炒肉的方法很重要。

如果你想炒肉既不腥不柴还入味，用油量也少，其实也不难。下面我推荐一个炒肉少用油的方法。

炒肉的时候，一般选择瘦肉。把瘦肉切成细丝或薄片，加点调料和鸡蛋清挂浆（糖尿病患者不建议用水淀粉）处理，然后腌制一段时间，腌的时候也可以滴少许油。我曾经做过试验，炒肉不用油滑而用水滑。锅中加入足量清水烧至沸腾，将腌好的挂浆肉片逐片放入沸水中，稍微打散一点，由于肉丝切的比较细或肉片比较薄，水滑时间比较短，到锅内很快就变颜色了，这个时候捞出来控干水，瘦肉丝的成熟度大约为 80%。放上炒菜的油量，把肉倒进去炒，这样做肉熟得比较快，也不吸油，而且肉质滑嫩不柴，接着放菜去炒就可以了。在医院里给糖尿病患者炒肉丝、肉片都会这样做，猪肉、牛肉都可以这么炒。有时候炒牛肉丝还可以放少许小苏打（准备一个碗加入食用碱和温水，均匀融合后倒入牛肉中，用手抓匀），这样肉会稍微嫩一点，口感会好一些，但从营养学角度讲，这种方法是不科学的，因为会破坏掉 B 族维生素。

四 蔬菜的选用

055
糖尿病患者一天吃多少蔬菜？

扫一扫 看视频

　　蔬菜富含维生素、矿物质、膳食纤维等多种人体所必需的营养素，是一类低糖、低热量的食物。糖尿病患者吃蔬菜的好处有很多，一是可以增加胃的饱腹感，加速胃肠蠕动，有助于控制血糖和保持健康的体重；二是可以补充膳食纤维，有助于延缓葡萄糖进入血液并降低身体对葡萄糖的吸收，从而稳定餐后血糖水平，改善胰岛素敏感性；三是可以调节人体脂肪的代谢，把体内多余的脂肪及时排出体外，并预防并发症的发生。另外，蔬菜里还含有植物化学物（硫胺素、黄酮类、花青素、多酚、类胡萝卜素、有机硫化物、皂苷等），具有抗氧化、调节免疫、降低胆固醇等生理功能，对人体健康有益。因此，糖尿病患者吃蔬菜是必要的，而且必须吃够量。

　　《中国居民膳食指南（2022）》和《成人糖尿病食养指南（2023 年版）》倡导，餐餐有蔬菜，每天应达到 300~500 克，其中深色蔬菜（包括绿色、红色、橙黄色、紫黑色蔬菜）应占 1/2。对于糖尿病患者来说，吃蔬菜的要求会更严格一些，蔬菜的摄入量非常重要，怎么吃也很重要。医院在给糖尿病患者配餐时，一餐饭通常不少于 3 种菜，净菜总量大约是半斤或一斤。在计算糖尿病患者每天的用菜量时，由于叶子菜水分大，在炒熟过程会失去水分导致蔬菜体积变小，所以叶子菜摘干净后按一斤算，根茎类蔬菜按半斤算。对于可食部（某一种食物中可以食用部分占该食物的比例）为 100% 的蔬菜，建议配菜量为500~750 克，但并不是越多越好。

056
糖尿病患者如何选择和搭配蔬菜？

糖尿病患者在选择和搭配蔬菜时，可以遵循以下几个原则。

1 **每餐蔬菜颜色不少于3种。** 糖尿病患者在选择菜上，深颜色叶子菜最好占到一半以上的量。因为蔬菜的营养价值与其颜色有密切关系，颜色是营养素和植物化合物丰富的表现，蔬菜的颜色越深，营养价值越高。特别是深绿色蔬菜（比如菠菜、西兰花）富含类胡萝卜素和叶黄素，对糖尿病患者的眼睛具有保护作用。每餐保证3种颜色以上的蔬菜，相同颜色的蔬菜可以换着吃，比如白色（白萝卜或山药）搭配绿色（菠菜或蒿子秆）和红色（西红柿或胡萝卜）。

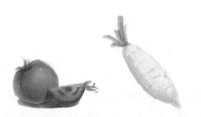

◆ **吃蔬果遵循"彩虹原则"**

"彩虹原则"倡导在进食足量蔬果的同时，还需尽量搭配5种颜色，确保一日当中每一种颜色都能食用到，保证人体所需的微量营养素摄入合理充分。具体来说，把蔬果分为5个种类的颜色，即红色、橙黄色、绿色、紫黑色和白色。每种颜色代表着不同植物的营养素，故每种颜色的蔬果保健作用也不尽相同。如红色蔬果有增强记忆力、减轻疲劳和稳定情绪等作用；橙黄色蔬果有促进眼部健康、提高免疫力、强化心血管系统功能等作用；绿色蔬果有预防癌症、帮助消化、坚固骨骼等作用；紫黑色蔬果有良好的抗氧化、延缓衰老作用；白色蔬果有强化心血管系统功能、降低胆固醇等作用。

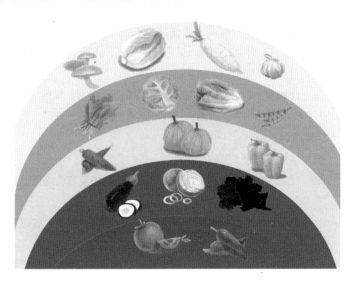

2 　　每餐蔬菜不少于 3 种。蔬菜按其结构和可食用部分不同，可分为叶和嫩茎类、花类、根茎类、瓜类、茄果类、鲜豆类、葱蒜类、薯芋类和菌藻类，所含营养成分因其种类不同，差异较大。每类蔬菜各有其营养特点，比如说叶类蔬菜的维生素含量一般高于根茎类和瓜菜类。适合糖尿病患者食用的蔬菜较多，但糖尿病患者如果存在血糖异常时，建议优先选择含糖量低的蔬菜，比如苦瓜、洋葱、芦笋、卷心菜、生菜、莴笋、黄瓜、西红柿、蒜苗、芦笋、韭菜、芹菜、秋葵、菜瓜、菠菜、白菜等，适当食用有利于糖尿病患者控制血糖。需要提醒大家，糖尿病患者需要注意避免只吃蔬菜，应该选择低糖、低脂、高蛋白、高纤维的食物，并注重食物的种类和食用方式。

—— 常见蔬菜含糖量参考表 ——

含糖量在 4% 以下的蔬菜

比如大白菜、小白菜、菜花、菠菜、韭菜、茄子、卷心菜、龙须菜、番茄（西红柿）、甘蓝菜、莴笋、盖菜、生菜、冬瓜、莴笋叶、绿豆芽、西葫芦、黄瓜、茴香、鸡毛菜、雪里红、芹菜、苦瓜、菜瓜、牛皮菜、油菜、丝瓜等，可供充饥食用。

含糖量 4%~10% 的蔬菜

比如萝卜、毛豆、豌豆、扁豆、豇豆、大葱、菜椒、冬笋、韭菜苔、小葱、紫水萝卜、尖辣椒、茭白、蒜苗、长辣椒、毛笋、香菜、洋葱、黄豆芽、香椿、刀豆等，应该控制食用。

含糖量超过 10% 的蔬菜

比如山药、马铃薯、藕等，应按食入数量及其含糖量适当减少主食。

注：以上数据仅供参考，遇有血糖指数的参考值，应以血糖指数参考值为准。

3 多吃新鲜蔬菜。干菜一般是由新鲜的蔬菜晒干制作成，也含有膳食纤维、矿物质等营养成分，适当吃一些干菜有助于增强食欲。干菜的风味独特，北方人习惯在冬天拿出来炖肉、炒肉。但是相较于新鲜的蔬菜，营养成分要少一些，建议和新鲜蔬菜搭配着吃，但不建议这一餐全都选择干菜，比如不建议"干豆角炖肉 + 冻白菜炖肉"，这样做不利于补充维生素 C 等水溶性维生素。

蔬菜的颜色不同、种类不同、保存方法不同，则提供的营养素也不同。建议每餐选择两种或两种以上的蔬菜搭配，特别对于家里人口和吃饭量相对少的人来说，这样做可以丰富吃的种类和营养素的来源，对健康更有利。

057
早餐如何搭配蔬菜？

有很多糖尿病患者早上不吃菜，这是不对的。糖尿病患者早餐一定要吃菜。早餐做菜的方法也很重要，如果炒菜时间不足，也不想吃，那可以选择拌着吃比较省事。蔬菜的用量不必多，大约100克左右就够了。

以下推荐几个早餐的蔬菜搭配：

—— **尖椒拌圆白菜丝** ——

比如用2个手指粗的羊角椒，带一点清香的辣椒味儿但又不是很辣，把它和圆白菜切成丝，开水稍微一烫捞出来，不用过凉水，直接撒上一点盐、香油或者花椒油，拌一下就可以了，做起来非常简单。也可以生着吃，拌法和调料都一样。

—— **紫甘蓝拌彩椒** ——

因为紫甘蓝是紫色的，搭配黄色或绿色蔬菜更好。将一片紫甘蓝和少许红、黄彩椒切丝，放上一点醋、酱油、香油拌着吃。如果没有彩椒，换芹菜、香菜也可以。

—— **凉拌菠菜** ——

菠菜洗净后切段，锅中加水烧开，下菠菜焯熟后过凉水，攥干水分加调料拌匀即可。

将切好的圆白菜撒上适量盐，搅拌均匀，腌制一晚上的时间，第二天早上当小菜吃，也是很简单的做法。除了圆白菜外，其他能生吃的菜（比如胡萝卜、萝卜、白菜或西葫芦等）也可以按这个做法，可以帮助你延缓饥饿感，对餐后 2 小时的血糖有比较好的稳定作用。

—— 蒸芹菜叶或蒿子杆 ——

将芹菜叶或蒿子杆切成 1.5cm 长的小段，加入适量干面粉，轻轻抓拌均匀，水开后上锅蒸 3 分钟，蒸好后加入调好的料汁（如蒜泥、辣椒圈、葱花、香油等）搅拌均匀后食用，既可以当主食也可以当菜。

058
两个正餐的菜怎么搭配？

对于糖尿病患者来说，中餐和晚餐吃的蔬菜种类和数量比较多，烹饪方法比较多，在搭配过程中还要考虑控制热量、膳食纤维和蛋白质等营养素补充的问题。蔬菜搭配可以遵循以下几个原则。

食物性味搭配。食物性味的搭配看起来挺深奥，其实很简单，就是一个凉性菜和一个热性菜搭配，这样做既不会上火也不会觉得寒凉。比如说清炖羊肉吃了可能会上火，如果搭配点白萝卜一起炖着吃就不容易导致上火，白萝卜还能降低羊肉的油腻感，起到提味增鲜的效果，让口感味道更好，营养更丰富。根据中医理论，羊肉属于温性食物，具有温补和暖身的作用，适合在寒冷季节或体质寒凉的人群食用。对于一些体质上火、燥热或有热性疾病的人群，食用过多的温热食物可能不适宜。白萝卜炖羊肉这个搭配就是凉、热的搭配。羊肉也可以和胡萝卜一起搭配，味道也很好，胡萝卜没有萝卜那么凉，所以搭配胡萝卜后中性偏温，加白萝卜就中性偏凉。掌握食物的四性五味后，在选择和搭配食物的时候就会做到科学、合理，让食物发挥其重要作用。

2 营养素互补搭配。各种蔬菜所含的营养成分往往是不全面的，合理配菜才能使各种原料的成分互为补充。荤素搭配是大家熟悉的搭配，比如肉和豆制品搭配有助于豆制品中钙的吸收，因为肉中含有维生素D，而维生素D能促进钙的吸收。另外，肉和豆腐从营养和口感上讲也是很好的搭配。

3 口感互补搭配。比如梅菜扣肉这道常见菜，主要由五花肉、梅菜干制成。梅菜是干菜，口感比较硬，不太好吃，但与五花肉一起搭配后，五花肉中的油脂可以使梅干菜更软更香，而梅干菜中的膳食纤维能够减少五花肉中脂肪的吸收。另外，富含膳食纤维的芹菜、干笋和肉也是很好的搭配。

059
蒸菜算菜还是饭呢？

蒸菜是菜也是饭，蒸一蒸就出锅，口感鲜嫩，老少皆宜。在选择蒸菜时，建议您选择富含膳食纤维、低糖、低脂的食材，如绿叶蔬菜、豆腐、瘦肉等。

糖尿病患者在吃蒸菜的时候，如果放上一些富含淀粉的蔬菜（比如土豆、山药、红薯、芋头）或者即溶麦片，这么吃算菜还是饭呢？可以根据加谷物的量来计算。糖尿病患者如果吃富含淀粉的蔬菜，就需要减少相应主食的量。比如，如果吃100

克的蒸土豆，就要减少 25~30 克的主食。如果只是将蒸土豆作为一种菜吃没有替代主食，则不利于血糖控制，也可能增加肥胖的发生率。

060
糖尿病患者吃蒸菜好吗？怎么吃？

对于糖尿病前期和所有糖尿病患者来说，应该注重清淡饮食，饮食做到少油、少盐、少糖，同时注意限制酱油、鸡精、味精、咸菜、咸肉、酱菜等含盐量较高的调味品和食物的使用。而蒸菜相对于油炸、煎炒等烹饪方式，更能保留食物的原汁原味，减少油脂和盐分的摄入，而且具有热量低、膳食纤维多、水溶性维生素破坏少等特点，是一种既可以当饭又可以当菜的烹调方法，对糖尿病患者来说是一个较好的选择，但在做蒸菜时，要注意时间和方法。

蒸菜的时间因食材和烹饪方法的不同而有所差异。一般蒸肉的时间不用讲究太多，但是蒸菜的时间很重要。如果蒸得时间长，会影响颜色、口感，营养素也会被破坏；如果蒸得时间短，也会影响口感和胃口，吃完后胃还会感觉到很渣或者很胀。

粉蒸蔬菜是餐桌上常见的特色美食，可以蒸的蔬菜很多，可以说"一切皆可蒸"，比如芹菜叶、茼蒿、菠菜、豆角、茄丝、土豆等等，拌面粉后现蒸现拌现吃，老少皆喜。为了保证口感和味道，注意选择颜色鲜艳、质地紧实、无明显损伤的蔬菜。在食用时可以根据个人口味喜好适量添加调料。

下面跟大家分享一些我的经验。

—— 常见食材的蒸制时间 ——

根茎类菜，比如土豆、萝卜、胡萝卜等。蒸 5 分钟即可，蒸完马上开盖儿。

叶子菜，比如蒿子秆、芹菜叶、苋菜、菠菜、小白菜等。如果是一般的蒸锅 3 分钟即可，如果这个盖不是很严实，最多三分半钟，或者使用蒸箱两分半钟也可以。不要蒸得时间太长，时间一长塌塌的、黏黏的，会影响到颜色、口感和卖相。

—— 常见食材的蒸制方法 ——

①蔬菜特别是带叶菜，必须清洗干净控干水分，一般需要控水 1 小时。根茎类菜现洗现用，可以把它切成丝或者用擦丝工具擦成丝。

②在蒸之前拌上干面粉（比如白面、小麦淀粉、细玉米面、即溶麦片、燕麦片等），一定要拌匀。如果不拌匀，蒸出来特别黏。

③开锅上屉，屉上放硅胶笼屉布或纱布笼屉布（注意不要放在盘里，否则会兜水）。在蒸菜的时候，不要摊的太厚，薄薄一层。尽量开锅以后再蒸菜，让它在短时间内快速断生成熟。

④掌握好时间，时间一到马上拿出来，放在大一点的容器里抖散，不然凉了以后会成坨，豆角之类的蔬菜多蒸一会。

⑤蒸完以后加入盐、蒜泥、香油，拌匀即可；也可以蘸着汁吃，比如辣椒油汁、蒜汁、肉汁、酱汁等。

如果既有根茎类菜也有叶子菜，可以先在蒸锅下层蒸根茎类菜，同时给叶子菜拌干面粉。蒸上 2 分钟后，马上把叶子菜用另一个屉放蒸锅上层去蒸，再蒸上 3 分钟，马上出锅。

总结一下：控水拌粉；控制蒸制时间；到点拿出抖散；蘸着吃。

这道粉蒸蔬菜很适合给糖尿病患者吃，口感比较好，吃的种类比较多，可当小菜佐饭，亦可作为主食，稍微吃撑一点也不会影响血糖；另外，清蒸蔬菜也减少了维生素 C 和 B 族维生素等水溶性维生素及矿物质的破坏，更大程度地保留了营养。

061
淀粉含量高的菜，糖尿病患者能吃吗？

 肯定能吃，但怎么吃是关键。一般淀粉含量高的菜，通常是根茎类的菜，比如山药、莲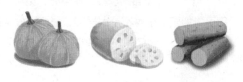
藕、红薯、土豆、芋头、南瓜、菱角、南方紫山药和紫洋芋等。这种高淀粉类蔬菜的矿物质含量比较丰富，不同的食材又有其特殊成分和作用，比如说土豆含有的维生素 C 含量比较高，红薯中含有维生素 A、胡萝卜素、B 族维生素等，有助于补充机体所需的营养，增强身体的抵抗力。

吃高淀粉类蔬菜时，注意以下两点。

1 减少主食摄入。对于糖尿病患者而言，尽量不要把高淀粉类蔬菜作为家常菜吃，建议把它们当部分主食。无论做成菜、蒸成馒头还是烤成零食，都是作为主食的一部分，用其替代一部分白米、白面可以做到减量而不减饱。但也要注意不能完全当主食，另外还需要搭配谷类、豆类和叶子菜等。

2 吃固体状。烹饪高淀粉类蔬菜时，可以采用蒸、烤、煎的方式，但一定要蒸透或烤熟。尽量不要把它煮成粥、糊糊或者是汤去吃，因为高淀粉类蔬菜的碳水含量很高，进食后提升血糖的速度也更快，对糖尿病患者没有好处。

062
炒土豆丝怎么搭配主食？

很多糖尿病患者认为不能吃炒土豆丝，因为它是一种淀粉含量高（含淀粉量大约为 20%）的"伪蔬菜"，吃完餐后血糖会失控。其实炒土豆丝可以吃，但需要注意以下几点。

1 现切现炒。很多人会把土豆丝浸泡在水中，清洗掉土豆里面的淀粉，其实我不建议这么做，这么洗可能会去掉一半的淀粉，但维生素 C 等水溶性营养素也会同时被洗掉。我建议炒土豆丝的时候，不洗直接去炒，如果感觉有点黏，可以稍微早一点放醋，这样炒出来就没那么黏还有点儿脆。

2 减少主食摄入。一般来说，100 克土豆所含的能量大约相当于 25 克粮食。如果吃太多土豆丝，就要适当减少其他主食量，确保能量均衡。

3 搭配粗杂粮吃。不要搭配白面馒头、米饭等精米、精面，可以搭配杂粮饭、杂豆饭，面食方面可以搭配杂粮面、杂粮发糕等。

063
糖尿病患者一餐吃多少叶菜？

所有菜中，叶菜和瓜茄类菜的热量最低，而叶菜也是蔬菜中品种最多的一类。叶子菜在一餐中的比例不能少，

一把：食指和拇指弯曲接触可拿起

100 克油菜（可食部分）

我鼓励餐餐有蔬菜，多选择绿叶蔬菜，建议绿叶蔬菜占糖尿病

患者一餐中食用蔬菜总量的一半以上，至少也要占到 1/3 的比例。比如一餐中可能有萝卜、莴笋或冬瓜等，但是一定要有 1~2 个叶子菜，比如菠菜、小白菜、盖菜、苋菜和生菜等。

叶菜不仅好吃，营养价值也很高，能提供大量的微量元素和维生素，有些叶菜的叶酸含量也比较丰富。维生素 A 有助于保护视力，维生素 C 有助于提高免疫力，维生素 E 对控血脂也有一定的好处，叶酸可以预防贫血，叶绿素具有抗氧化作用，叶黄素抗氧化作用较强，对眼睛的健康尤其有益。绿叶蔬菜也含有大量的膳食纤维，可以帮助肠道蠕动，改善消化，促进肠道健康。另外，叶菜也含有多种植物化学物，有利于清肠道排肠毒。叶菜加工起来比较简单，急火快炒，烹饪时间短，减少了矿物质的破坏和水溶性维生素的流失。因此，糖尿病患者在一日三餐中应注意叶菜的选择和搭配。

064
豆腐和什么搭配更好？

在糖尿病的饮食管理中，豆腐是一种营养丰富、美味可口的食材，也是蛋白质和钙的良好来源。豆腐含有丰富的植物蛋白，且血糖生成指数较低，适量食用不会对血糖产生过大影响。豆腐不仅美味、营养丰富，而且相对较软，无论是豆腐干还是豆腐都比较软，可能豆腐丝相对硬一点。因此，推荐糖尿病患者进食豆腐。

豆腐的做法多种多样，搭配不同的食材能够呈现出不同的美味。吃豆腐的目的不同，搭配方法就不同，烹饪方法也不同。

◆ 为了促进钙的吸收

与鱼、肉、蛋类食物搭配。由于鱼、肉、蛋类中的氨基酸组成比较适合人体需要，尤其是富含蛋氨酸，与豆腐搭配可明显发挥蛋白质互补作用，从而提高豆腐蛋白质的营养利用率。

比较经典的做法是鱼头豆腐汤、肉末烧豆腐、鸡刨豆腐、鸡蛋炒豆腐等，这种搭配下豆腐中钙的吸收也比较好。

与坚果搭配。素食主义者在吃豆腐时可以搭配些坚果，这样钙的吸收会更好。比较经典的做法是松子炖豆腐、花生豆腐羹、核桃炖豆腐等。除了栗子烧豆腐，其他坚果搭配豆腐的做法也可以。

◆ 为了补充钙质

可以和有利于消化的青菜搭配。但是要注意菠菜、苋菜等绿叶菜中草酸的含量较高，应先焯一下再和豆腐一起烹调，避免影响豆腐中钙的吸收。

◆ 为了补充蛋白质

豆腐富含蛋白质等营养成分，适量食用有益健康，但过量食用可能导致消化不良等问题。比较经典的做法是萝卜炖豆腐、白菜炖豆腐等。

065
选什么豆腐更补钙？

不少人都听说过豆腐补钙，但其实并不是每种豆腐都适合补钙。常见的豆腐有北豆腐、南豆腐和内酯豆腐，此外还有不是豆腐的日本豆腐等。

专家提示 ＿ ▢ ✕

日本豆腐本身不是豆腐，不含钙，也不适合补钙。日本豆腐又称鸡蛋豆腐、玉子豆腐、蛋玉晶，虽质感似豆腐，却不含任何豆类成分，而是以鸡蛋为主要原料。

—— 豆腐的种类 ——

北豆腐：即卤水豆腐，用盐卤（氯化镁、氯化钙等）做凝固剂制成的豆腐，硬度、弹性和韧性较强。北豆腐制作过程中加入卤水后，钙和镁离子能够促进人体对钙的吸收，所以卤水点豆腐的时候，钙质就沉淀下来，使得北豆腐的含钙量更高。可以这么理解，卤水豆腐的镁含量比较多，人体内 50%~60% 镁存在于骨骼中。就像盖房子需要钢筋和水泥，钙相当于水泥，镁、磷则相当于钢筋。除了钙，还要有镁、磷、锌、铜、锰一起协同，才能让骨骼长得既高大又强健，这就是营养素的协同作用。所以卤水豆腐实际上对补钙和预防骨质疏松更有益。

南豆腐：即石膏豆腐。色泽白，非常嫩，它使用的成型剂是石膏液（硫酸钙）。南豆腐的蛋白质、钙的含量低于北豆腐。

内酯豆腐：用葡萄糖酸 - δ - 内酯作为凝固剂生产的豆腐，豆腐质地细嫩、有光泽，适口性好，清洁卫生。内酯豆腐里基本就是黄豆的钙含量，没有额外添加，所以含钙量并不高，并不是钙的良好来源。

三者的含钙量：北豆腐 > 南豆腐 > 内酯豆腐。

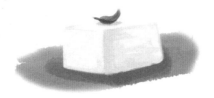

- 从补钙的角度来说，北豆腐也就是口感硬的豆腐含钙量多于口感软的豆腐。如果想让骨骼更坚固，可以选择卤水豆腐或者石膏豆腐，少选择内酯豆腐。

- 从补充植物蛋白的角度，这 3 种豆腐都可以。因为卤水豆腐、石膏豆腐和内酯豆腐的原料都是黄豆。

对于加了含钙凝固剂的豆制品，一般含钙量也比较高，如豆腐干、素鸡、豆腐丝、北豆腐、南豆腐等，而没加含钙凝固剂的豆制品，如腐竹、内酯豆腐、豆浆等则含钙量偏低。

五 水的选用

066
为什么要多补水？

扫一扫　看视频

饮食一词，饮在前，食在后。一般来说，正常人如果七天不吃饭会饿死，但三天不喝水就会渴死。这些都说明饮比食更重要，所以先讲饮，后讲食。水是人体必需的七大营养素之一，是促进人体新陈代谢和生长发育的重要物质。正常成年人的水分通常占人体体重的 70% 左右，喝水对人体健康非常重要。对于糖尿病患者来说，更要注意补水。

◆ 水是人体的"清洁工"和"快递员"

喝白水和喝其他水的作用是不一样的。白开水又名凉白开，是平常生活中人们喝得最多的饮用水。它清淡无味，极其普通，但水对人体十分重要，无论是营养素的消化、吸收、运输和代谢，还是废物的排出，或是生理功能及体温的调节等等，都离不开水。通俗地讲，喝白水就相当于我们用洗衣粉洗衣服。洗完以后要用清水去漂洗干净。用洗衣粉的目的是为了去油渍，用清水去漂洗的目的是把洗下来的这些油渍清理干净，如果不这样做，洗再干净的衣服也不透亮，有时还会发黄。实际上人体喝白水，相当于用白水清洗体内的细胞、脏器，将体内代谢的废物通过尿液或粪便排出体外，比如冲洗肾脏并将毒素排出体外；白水的运输作用促进体内能量交换和物质转运；白水可以稀释血液，降低血液黏稠度，促进血液循环；白水还可以润滑组织和关节，使皮肤柔软有弹性；多喝白水还能让人感觉清新，充满活力。其实白水的功效和作用还有很多。总之，体内水分充足才能使机体血液流通顺畅，促进机体的新陈代谢，并加快机体的排毒。

糖尿病患者可能会有烦渴多饮、突然出现口干的情况，这是由于糖尿病患者的血糖过高时，从肾小球滤过的葡萄糖超过了肾小管对葡萄糖的重吸收能力，致使大量葡萄糖溶解在尿液中，同时带走了大量的水分，产生渗透性利尿，导致机体出现缺水而造成口干、口渴等现象，此时需要及时补充水分，改善血液循环和泌尿系统感染症状。

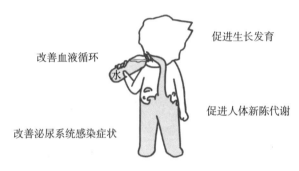

人体必需的七大营养素之一

促进生长发育

改善血液循环

促进人体新陈代谢

改善泌尿系统感染症状

067
糖尿病患者补水应注意什么？

　　喝水一般不会导致血糖升高，因为水中不含任何的热量。糖尿病患者应适当多饮水。糖尿病患者可选用的饮用水有白开水、矿泉水、淡茶水（如红茶、绿茶、乌龙茶等），但不宜饮用含糖饮料。糖尿病患者喝白开水和矿泉水是比较好的选择。因为白开水能够给细胞内补水，对细胞起到清洗和补充的作用。饮用白开水，有助于糖尿病患者稳定血糖、稀释血糖、运输营养物质、防止尿路感染和尿路结石，还可以激活肝脏、肾脏机能，缓解内脏疲劳，排泄毒素，加快基础代谢速度。

糖尿病患者在喝水时，需要注意以下几点。

1 要饮用健康安全的水。不管是纯净水、矿泉水还是白开水，只要水源、水质能得到保证，我们就能健康地饮用。要避免喝生水，因为生水中含有对人体有害的微生物等，人饮用后容易患上急性胃肠炎、痢疾等消化道传染疾病，所以喝水一定要烧开。

2 不要等渴了再喝。人体轻度的缺水并不一定引起明显的口渴症状，当你感到口渴的时候，身体已经缺水了。当水分丢失达到 2%~4% 时，人体已经口渴，尿少并且尿液是深黄色，影响工作和认知能力。当达到中度脱水状态，会感觉非常口渴、皮肤干燥、声音嘶哑甚至全身软弱。而如果缺水超过 20%，可能引起死亡。

3 　　要小口慢喝。特别是越渴的时候，越要小口慢喝。很多人在口渴的时候喝水太猛，喜欢拿起水就"咕咚咕咚"猛灌，这会给肾脏和心血管系统造成很大负担，甚至出现水中毒的事件。短时间内喝超过 4 升水可能会造成水中毒，水中毒最明显的感觉就是头疼、头胀，或者恶心甚至死亡。在剧烈运动后大量出汗，此时喝水讲究少量多次，喝两三口，就要停一下，一会儿再喝，一口一口喝对身体更有益处。

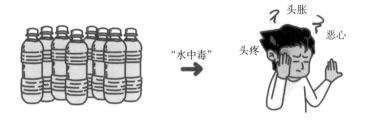

4 　　不要喝太凉的水。天气炎热时，有些患者越渴越愿意喝凉水或冰水，认为越凉越好，其实这些对健康有极大的伤害。饮用冰水往往会影响健康，导致腹痛和腹泻，可能会造成胃黏膜损伤甚至胃痉挛，也会影响肾小球的过滤能力，造成水分不能排出去而引起浮肿，还会使体内积聚过多湿气和冷空气，降低免疫力，从而增加更多患病风险。

068
每天喝多少水合适？

　　人体中的水主要来源于饮水，排泄时可通过大小便、汗液以及呼吸进行排泄，因此，保证人体每天水的摄入量至少 1500~1800ml，才能满足人体的需要以及正常的新陈代谢。这是针对运动量不大、出汗不多的一般情

每天喝 6~8 杯水比较健康，每次 200ml~300ml（一杯）

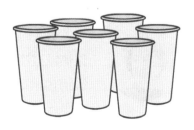

况。糖尿病患者在高温天气、运动剧烈、从事体力劳动、饮食过咸、感冒发烧或感染等情况下，需要注意及时补充水分，补水量也要相应增加。需注意，足量饮水有利于健康，但水也不是喝得越多越好。我建议用带刻度的杯子喝水。一般认为每天喝6~8杯水比较健康，每次200ml~300ml（一杯）左右。如果用平常大家吃饭时用来盛饭的小碗装，大概就一碗。

普通人在吃肉类食物后，需要及时补充水分。吃完肉特别渴，通常与人体消化蛋白质需要大量水有关，在吃咸肉、羊肉等经烟熏、腌制的肉类后，口渴的情况可能更明显。另外，吃完高热量食物多喝水也有一定作用，通过喝水能够加快机体代谢，有助于减少机体对热量的吸收，进而有助于预防发胖。

 吃肉需要多喝水

一些职业如运动员、矿工、消防队员等人群，经常出汗而增加水分、盐分的丢失，要注意额外补充水分，同时需要考虑补充淡盐水。

有些疾病如肾脏疾病、心血管系统疾病患者需要控制水量，不能一次大量喝水，以免加重病情。

069
糖尿病患者喝温水好还是凉水好？

喝水的最佳温度因人而异，不同的人有不同的口感和习惯。过热或过冷的水都会对肠胃造成刺激，不利于身体健康。长期饮用热水可能会烫伤口腔、食道和胃肠道的黏膜。一般来说，喝温水（35℃~40℃）对身体更好。温水与人体内的温度相接近，可以让胃肠道更舒适，也可以更快地被吸收，帮助消化，提高新陈代谢。

糖尿病患者应注意喝水时的水温，选择喝温度适中的水。这样对血糖的稳定和血糖的调节也更好。如果天气温度高，喝水温度在40℃~45℃比较合适。这是从代谢的角度来强调喝水的温度。除了喝茶水和喝咖啡，可能温度稍微高一些。喝白水的时候，特别是越热的天，喝水的温度越不能凉，在40℃左右比较好。

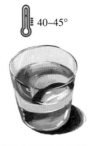
建议糖尿病患者多喝温水

—— 如何估计水温？ ——

不同个体对于温度的感受可能存在差异。一般情况下，凭感觉能咕咚咕咚连续喝3~5口的时候，水温是45℃左右；感到烫嘴，喝两口就得停一停，水温是50℃左右。

070
糖尿病患者每天的喝水时间有讲究吗？

糖尿病患者喝水时应通过少量多次的方式。我更建议在以下这4个时间段喝适量的温白开水。

●清晨空腹饮水。早上起床后建议喝100ml左右的温白开水。早上这一杯水，不仅能补充睡眠时失去的水分，增加消化液的分泌，还可以促进血液循环，有效降低血液黏稠度，避免心血管意外的发生，还有利于代谢终产物及时排出，促进肠胃蠕动，防止便秘。晨起饮水不要过猛，一口一口喝对身体更有益处。需注意，果汁、咖啡、牛奶、碳酸饮料、淡盐水等都不适宜。

- 午觉睡醒后，先别着急去喝茶水或其他的，建议喝100ml左右的温白开水，这可以起到补充水分、辅助缓解机体疲劳、促进血液循环的作用。
- 晚上睡觉上床的时候，建议喝50~80ml的温白开水。除了补充水分、润喉以外，有利于预防夜间血液黏稠度增加。
- 晚上爱起夜的老年人，可以在床边儿放上一个装温开水的保温杯，夜里醒来的时候喝上一两口水，也就是50ml左右的温白开水。因为睡熟状态时脏器功能会降低，血液流速也会减慢，补充一两口水可以唤醒消化系统，促进血液循环，也能起到润喉和助眠作用。

071
糖尿病患者不同时间喝什么水？

不同时间喝不同温度、不同量的水。一般情况下，有成分水占的比例相对大，约占1000~1200ml；而白水一般占到300~500ml，甚至还可以再多一点，但是白水至少应该有300ml。

- 起床：喝100ml左右的温白开水。
- 早饭：喝点牛奶、豆浆，有时候喝点汤水和稀饭。
- 上午：至少要喝3杯250ml左右的水。工作时可以喝具有利尿作用、兴奋性的水，比如茶水或咖啡。
- 午饭前：吃菜、饭、喝汤，大约300~500ml的水。
- 午睡后：喝大约100~200ml的温白开水。
- 下午：喝2杯白水或者有成分的水，比如青汁、果汁或饮料，除补充能量外，还具有利尿作用。
- 晚饭：喝点粥、汤，至少300ml的水。

● 晚饭后到睡觉前：喝 100~300ml 温白开水。

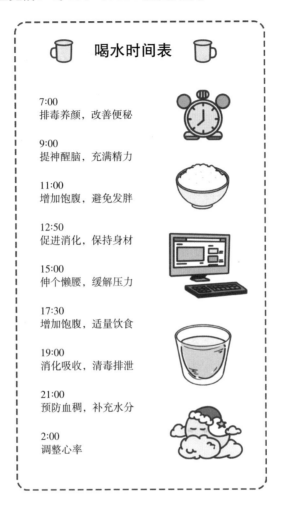

有些人还喜欢喝一些自制茶，比如米茶、果茶、早茶、花草茶等，也是很好的选择，根据自己的情况去喝就可以了，注意把握喝水的温度、速度、量和时间就可以。

072
什么是有成分水？有成分水什么时间喝？

有成分水就是水里加了其他成分，比如水里加豆子打出来的浆是豆浆，水里放了茶是茶水，水里放了菜是菜汤，水里放了米是米茶或者米粥。

一般来说，有成分水具有良好的利尿作用。我曾经在医院里做过一个试验。很多女性去妇产科检查时，都会排空尿去做检查，检查完再做妇科腹部 B 超时又需要憋尿，喝完一大瓶矿泉水也没有很快地产生尿液，这个现象很常见。后来我建议将豆浆另加一半水稀释处理，将带有豆浆成分的水给需要憋尿的人喝 350~400ml，大约 40 分钟就生成尿液了，然后就赶紧去做 B 超了。这是因为喝豆浆后，血浆中的糖含量增加，会导致血液渗透压升高，将组织细胞中的水分吸入血液，导致血容量增加，从而导致肾脏血液供应增加，液体会随着肾脏代谢而变成尿液并排出体外，导致排尿次数增多。

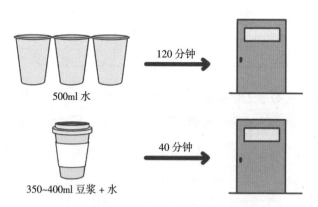

500ml 水　　120 分钟

350~400ml 豆浆 + 水　　40 分钟

另外，对于大面积皮肤严重烧伤的患者，一般不建议喝白开水，有必要时喝淡盐水或咸饮料等，因为白水不利于植皮愈合，会出现皮下起水泡的现象。植皮后通常能喝猪蹄汤、排骨汤、鲫鱼汤、蔬菜汤等，可以为身体补充所需要的营养，也可以促进伤口的愈合。

有成分水什么时间喝比较好呢？建议在早上 8~12 点的"正课时间"（即上课、工作时间）喝有成分水，比如咖啡、茶；在下午 13~17 点可以喝青汁、果汁。有成分水具有利尿作用，建议在"正课时间"喝，还需注意有成分水不能替代白水，所以喝有成分水的同时，每天也要喝白水。但不建议在晚上睡前喝。因为如果在睡前喝大量的有成分水，可能会导致夜间小便增多，引起起夜次数增加，影响睡眠质量。

专家提示　　　　　　　　　　　　　　　　　　　 ＿ ▢ ✕

 普通的水和有成分水（比如雪碧、可乐、红茶、绿茶、糖水或者盐水）相比，一般来说有成分水会排尿更快。你可以试一试。

073
喝汤算喝水吗？

 　　一般情况下，正常成年人每日饮水量在 1500~1800ml，通过饮食能够摄入 500~1000ml 水分，包含三餐食物、水果等。糖尿病患者喝汤（菜汤、米汤、鱼汤、肉汤）可以算作每天饮水量，但是应该算为有成分水。有成分的水具有利尿作用，而白水有利于补水。即使喝汤量多，也不能减少每天至少 500ml 白水的量。白水一定要喝，建议在喝完汤、喝完粥后，还要喝白水，以保证体内的水分摄入充足。

汤中有很多脂肪、盐和嘌呤等，这些物质会产生热量，增加肾脏的负担，长期下去可能会导致肥胖。而且用海鲜、肉类、蘑菇、动物内脏等食材煲的老火汤，容易升尿酸从而引发痛风。

074
如何判断自己喝水够不够？

 糖尿病患者可以通过每天排尿次数、每次排尿量以及排尿颜色等方法来判断每天喝的水量是否足够。具体方法如下：

1 看尿液。通过尿液的颜色来判断喝水量够不够是一个简单可行的办法。

◆ 正常的尿液呈现出淡黄色（类似柠檬黄），比较清亮，也不浑浊。如果尿液颜色正常，则基本认为补水量合适，应继续保持。

◆ 如果尿液呈现深黄色甚至褐色，说明补水量太少，身体处于缺水状态，应及时补充水分。

◆ 如果尿液透明无色，则说明补水过量，应适当减少喝水量。

需注意的是，尿液的形成及排出需要一定的时间，通过尿液颜色来判断身体的水分状态是相对延迟的，最好是使用固定容量的水杯喝水，方便估算每天的喝水量。

淡黄色
补水量合适

深黄色/褐色
补水量太少

透明无色
补水过量

2 看口渴。口渴、口干是身体缺水的表现。很多人往往在口渴时才想起喝水，其实当人感到口渴想要喝水的时候，身体内失水已经达到 2% 了，如果机体失水量继续增加，除了口渴外，还会出现尿少、尿呈深黄色等信号，这时身体的某些功能开始处于下降状态。

3 计算排尿次数和量。排尿次数和排尿量与水摄入量密切相关。正常人每日水的摄入量和排出量处于动态平衡，一般健康成年人每天排尿次数不少于 4 次（早起后、上午、下午和晚睡前各排尿 1 次），一般为 6~8 次（早起后、上午、午饭后、下午、晚饭前、睡觉前各排尿 1 次，这就是 6 次，有时还可以多一点），每天排尿量为 1000~1500ml。如果平时一点尿意都没有，每次排尿量少于 200ml，或者排尿次数低于以上数值，就提示该喝水了。

075
男性多喝水有什么好处？

男性多喝水能够促进尿液排出，清洗尿道，减少前列腺炎、尿道炎以及尿路结石的发生；能够避免肾功能受损，维持肾脏健康；促进消化与代谢；减少心血管疾病风险；还可以降低尿酸、预防痛风的发生。对于尿路结石和尿路感染患者、前列腺增生患者、长期尿频、尿痛的男性患者，尤其要注意定时定量饮水。

多喝水的好处？？？

减少炎症和结石的发生

降低尿酸

促进消化与代谢

清洗尿道

促进尿液排出

避免肾功能受损

减少心血管疾病风险

Part 4
一天食谱的安排原则

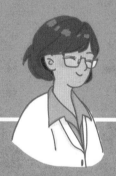

扫一扫 看视频

076
食谱安排的原则是什么？

安排食谱需要综合考虑营养需求、食材选择、烹饪方法、食物性味搭配、健康要求等多个方面，同时还需要注意食物安全、口味多样和时令配菜等因素。

在安排食谱时，需要注意以下几个原则：

◆**营养平衡。**食谱应满足人体对各种营养素的需求，包括能量、蛋白质、脂肪、碳水化合物、维生素和矿物质等。

◆**食物多样。**食谱应包括多种食物，以实现食物的多样化和营养均衡。

◆**饭菜适口。**食谱应考虑用餐者的口味和偏好，做出适口的食物。实现饮食控制并不意味着要放弃美味，而是要在健康和美食之间找到平衡。

◆**经济合理。**在安排食谱时，还需要考虑食材的成本和可获得性，以确保食谱的经济合理性。

077
如何安排食谱？

安排食谱主要考虑以下几个方面。

1 **确定用餐者的营养需求。**需要了解用餐者的能量需求、三大营养素（碳水化合物、蛋白质、脂肪）以及各种营养素的具体数值，如膳食纤维、维生素和矿物质等。这些可以通过计算或参考营养学标准得出，然后按照食物成分表计算每种食物的热量和各种营养素含量。

2 确定每餐的食物种类和份量。根据用餐者的口味和偏好选择合适的主食、副食、蔬菜和水果，并确定每种食物的份量。建议每餐包括多种食物，以实现食物的多样化和营养均衡。

3 确定烹饪方法和配餐。根据食物的特性和用餐者的口味选择合适的烹饪方法，如煮、蒸、炒等。在配餐时，要注意食物的搭配，以及食物的色、香、味、形的协调。

中国营养学会发布的《中国居民膳食指南（2022）》建议：早餐应占全天总能量的 25%~30%，午餐占 30%~40%，晚餐占 30%~35%。尽管每个人三餐的总量可能有差异，但比例分配可参考 3：4：3，即一般来说，早、中、晚餐的能量分别占总能量的 30%、40%、30%。

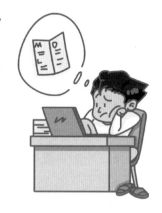

078
早餐的搭配原则是什么？

早餐时间最好安排在 7 点到 8 点，此时食欲最旺盛，且符合人体的生物节律。一般来说，安排早餐食谱时讲究主副搭配、干稀搭配和荤素搭配。

1 有稀。早餐建议搭配稀的食物，比如杂粮粥、豆浆、牛奶、菜汤等，一小碗大约 250 毫升的量就可以。

2 有干。比如馒头、面包、饼子等。

3 有菜。主要是提供维生素 C、膳食纤维，包括新鲜蔬菜。采用炒、拌、蒸的烹饪方式都可以。

4 有动物性食物。主要是提供优质蛋白，包括蛋、奶、酱肉、鱼、虾等。

> 早餐要干稀搭配，不能光吃稀食，这样不能提供足够的能量；也不能光吃干食，如面包、蛋糕、包子等，这样摄入水分不够，易导致消化不良。早餐要荤素搭配，既要有肉类、蛋、奶及乳制品等动物性食物，以提供人体所需的蛋白质、脂肪，同时也要包含蔬菜、水果，以提供维生素、矿物质等营养素。

◆ 以我的早餐为例

煮鸡蛋 + 肉类 + 拌菜 + 杂粮馒头 + 稀食

- 一个煮鸡蛋是早餐必备。
- 动物性食物。比如一根海参，或 100 克左右肉皮冻，或半个猪蹄，或 50 克酱肉等。

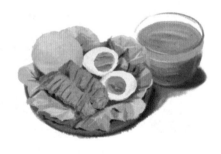

- 拌菜。我经常用新鲜菜生拌着吃。最简单的是圆白菜和羊角椒，有时候是紫甘蓝 + 彩椒 + 香菜、萝卜丝 + 尖椒拌、拌芹菜。我还会自己做点小咸菜，比如泡胡萝卜、香菜、圆白菜、黄瓜。这里推荐一个酱油泡菜的做法：将酱油煮开，放点花椒、大料和香叶，然后用酱油汤泡上各种蔬菜即可。
- 主食。我很少吃白面馒头，我一般吃玉米面牛奶馒头（以玉米面、白面或豆面为主料，用牛奶来和面蒸的馒头），每次吃 1 个小馒头，50 克左右。我特别喜欢麻酱，所以我通常用 10~15 克的黑芝麻酱或者白芝麻酱涂在馒头里吃。
- 稀食。比如豆浆、杂粮粥、冲糊糊等。

我的早餐里有肉有蛋，有稀有干，有主食有菜，吃得很饱很舒服。大家可以参考一下。

079
午餐的搭配原则是什么？

午餐的选择对于防止过度饥饿和控制晚餐摄入量至关重要。如果午餐吃得过少或营养不均衡，可能会导致下午晚些时候摄入过多的零食或晚餐过量，从而带来额外的热量负担。

◆ **以我的午餐为例**

3 种薯类主食 +1~2 个肉菜 +1~2 个炒菜 +1 个拌菜 + 菜汤

- 主食。一般是杂粮饭比较多，但午餐的主食至少有 2~3 种，比如杂粮饭、煮玉米、蒸红薯、蒸土豆、蒸南瓜等。

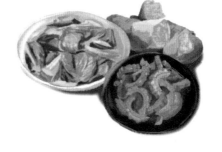

- 肉类。我通常中午吃肉类比较多，比如炖肉、烧肉、扣肉等。
- 炒菜。比如炒苦瓜、炒莴笋片、炖豆角等。
- 拌菜。我经常用坚果拌叶子菜，比如坚果拌菠菜、坚果拌蒿子秆、坚果拌盖菜。
- 菜汤。适合做汤的蔬菜有冬瓜、丝瓜、大白菜、白萝卜、西红柿、莴笋叶、紫菜、海带等，注意做菜汤时要少盐、少油。

080
晚餐的搭配原则是什么？

糖尿病患者的晚餐要注意营养均衡，并且要注意热量摄入不能过多。晚餐不仅会直接影响着餐后血糖，还会直接影响第二天的空腹血糖。

进食时间：晚餐应在晚上 6 点左右，避免超过晚上 8 点，睡前 3~4 小时进食有助于控制夜间血糖。

进餐顺序：可以先吃蔬菜和蛋白质食物，然后再吃主食，最后喝汤；或者先喝汤，然后吃蔬菜和蛋白质食物，最后吃主食。

◆ 以我的晚餐为例

面食 + 肉丸或虾 + 蔬菜

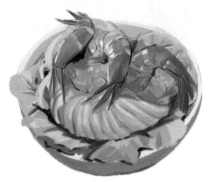

我晚上一般不炒菜，通常做面食比较多。我经常煮青稞面条或荞麦面条，配菜加萝卜、白菜、豆腐等蔬菜，再放上 2 个虾或者肉丸子（我自己余的猪肉丸、牛肉丸，冷冻保存，食用前根据吃饭人数放适量丸子。我余的肉丸比较小，所以通常按每人 5 个丸子放），然后做成肉汤面当作晚餐。

以上是我关于三餐食谱的制定原则。总结一下，早上采取煮、蒸、拌的方式；中午采取炖、炒的烹饪方式，口味稍重；晚上采用煮的方式，油很少，口味清淡。

我一般在上午吃水果、喝咖啡、吃坚果，有时候也会嚼几块新疆的馕；下午偶尔会吃水果；晚上睡觉前我会吃些纳豆和酸奶。这就是我一天食物的安排。

081
"三三制"饮食搭配原则是什么？

◆ **每天吃 12 种，每周吃 25 种，你达标了吗？**

从《中国居民膳食指南》来看，每天食物种类应达到 12 种以上，每周达到 25 种以上。要坚持"食物多样，合理搭配"的准则。食物多样、平衡膳食才能满足人体的营养需要，合理搭配是实现平衡膳食的关键，只有将各类食物的品种和数量合理搭配才能实现平衡膳食的目标。《中国居民平衡膳食宝塔》是将五大类食物的种类和重量合理搭配的具体表现。

大家可以通过选择多种小份量食物并巧妙搭配来实现食物多样的目标。具体来说，可以采用每样食物吃少量、种类多样化、粗细搭配、荤素搭配、不同颜色食物搭配以及定期替换同类食物等方法。大家也可以参考表9的食物分配方案。

表9　食物分配方案

食物类别	平均每天摄入的种类数	每周至少摄入的种类数
谷类、薯类、杂豆类	3	5
蔬菜、水果	4	10
畜、禽、鱼、蛋	3	5
奶、大豆、坚果	2	5
合计	12	25

◆ **万能搭配法则 ——三三制**

我推荐大家用"三三制"原则来进行三餐食物的选择，即一日三餐的食谱不少于3种颜色，不少于3种3类，加工方法（比如炒、炖、蒸、炸、焖、拌）不少于3种，您平时食谱安排本着这个原则就可以。

需要注意的是，加工方法不同，营养素的破坏就不同，用油量也不同。食物种类多，营养素的来源也会更丰富。另外还需要注意食物分配的时间，也就是俗话说得"早餐要吃好，午餐要吃饱，晚餐要吃少"。糖尿病患者可以根据自己的身体活动、血糖情况及用药情况，设计自己的一日三餐。

寒性、手脚冰冷、循环不佳的体质适合多食用温热性食物

热性、容易发热和口渴的体质适合多食用寒凉性食物

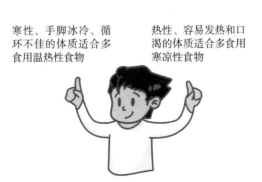

除了"三三制"原则外，我还建议大家考虑食物的性味，平时脾胃虚寒、手脚冰冷、循环不佳的体质适合多食用温热性食物；热性、容易发热口渴、体内有湿热和虚火的体质适合多食用寒凉性食物。了解食物的属性，再针对自己的体质食用，饮食上注重阴阳平衡，更有利于身体健康。比如，彩椒、紫甘蓝拌着吃，它的属性偏热一点，但如果加白菜一起拌，就会中和热性；如果加些洋葱，就增加了热性，对体寒的患者有好处。吃肉的时候放一些杂粮或豆类，食物的属性就综合了。医院给患者搭配饮食时一般也会考虑到这些方面。

Part 5

糖尿病并发症和特殊人群的饮食原则

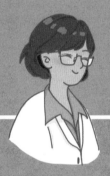

082

糖尿病合并高血压的饮食原则是什么？

扫一扫 看视频

高血压是糖尿病常见的并发症或伴发症之一，糖尿病和高血压患病率均随年龄而增长。糖尿病合并高血压属于心脑血管的高危和极高危类型。糖尿病患者和高血压患者的食谱制定方法大致相同，但高血压患者要注意低盐、低脂饮食，糖尿病要注意控制每餐的总能量以及每天的总能量。

糖尿病合并高血压的患者在食物选择和加工方面应注意以下几点。

1 低糖饮食。一般来说，高血压患者对主食没有限制，但糖尿病患者应限制主食的摄入量，强调八分饱或者七分饱。糖尿病患者在炒菜的时候不放糖，高血压患者可以放少许糖提提鲜。但从理论上讲，高血压与代谢紊乱有关，患者也很容易出现高血脂、高血糖等问题。当患者血压控制不达标的情况下，为防止高血压患者代谢异常的发生，做菜也尽量不要放糖，严格控制糖的摄入量。

2 低盐饮食。高血压患者需要限盐，其实糖尿病患者也需要限盐，所以可以共用一个食谱，可以互相交换着吃。对于糖尿病合并高血压的患者，应保持饮食清淡，每日食盐的摄入量应该在6克以下。6克盐大约是一个啤酒瓶盖（去除橡胶垫）的量，同时要注意控制隐形盐的摄入量。

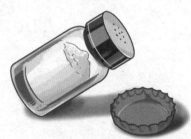

一个啤酒瓶盖大约6克食盐

总之，糖尿病合并高血压的患者在糖摄入上以糖尿病的限制要求为主，在盐摄入上以高血压的限盐要求为主，这样加工就可以。一般建议患者吃七八分饱。

083
糖尿病合并冠心病的饮食原则是什么?

一般情况下,建议冠心病患者选择低脂肪、高膳食纤维、低能量的食物,这些食物有利于维持血压和血脂稳

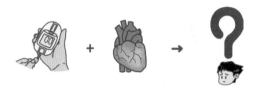

定。其实冠心病患者也需要控制糖类的摄入,因为糖类在体内会转化成脂肪从而可能导致冠心病病情加重。建议糖尿病患者选择膳食纤维含量高、偏干硬些的食物,因为这样的食物需要较长时间的咀嚼,消化和吸收速度慢,更有利于糖尿病患者控制血糖。

对于糖尿病合并冠心病的患者,每日饮食可以参照糖尿病患者的饮食原则和方法,但如果出现心衰或者比较严重的冠心病症状时,建议患者选择比较稀软烂、易消化、易咀嚼、呈半流质状态的半流食和软质饮食,比如糊状食物、软饭等,进食量减半,进食也要少量多次,这样有利于稳定血糖,也不增加心脏的负担。

在保证糖尿病合并冠心病患者营养供给的情况下,如果患者血糖偏高,可以使用胰岛素等药物;如果冠心病病情严重,饮食则以冠心病的营养治疗为主,兼顾糖尿病的营养治疗;如果二者病情都相对稳定,一般以糖尿病的饮食治疗为主,兼顾冠心病的饮食治疗,比如多摄入低脂肪食物,减少动物脂肪的摄入量,减少每一餐的饭量。

084
糖尿病合并高血脂的饮食原则是什么？

对于糖尿病合并高血脂的患者来说，应该以糖尿病的饮食原则（即控制主食或者热量的摄入）为主，以高血脂饮食原则（即控制盐、脂肪的摄入量）为辅。

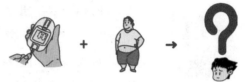

糖尿病合并高血脂的患者应该尽量做到低脂、低盐、低糖饮食。

1 应严格控制脂肪的摄入。少吃高胆固醇的食物，比如猪肝、猪肾、鱼籽等；少吃油炸食品等高脂肪类食物，比如炸鸡、烧烤、猪蹄、肥肉等。高血脂患者应避免喝高汤，因为饮用高汤容易导致患者摄入脂肪过多，继而可能会导致患者的血脂水平升高，不利于控制病情。晚餐和晚上加餐不建议吃太多油腻的食物，可以选择青菜、黄瓜、西红柿、萝卜等蔬菜，也可以选择纳豆以及脱脂牛奶等。

2 宜清淡饮食，不宜吃高盐食物。比如腌菜、熏肉、浓汤、酱料、咸鸭蛋、咸菜等。

3 应严格控制糖的摄入量。因为人体摄入多余的糖分会转化成脂肪堆积在体内，使脂肪合成增加，脂解作用减弱，进而影响正常的脂质代谢。

4 注意食物的加工方法。比如鸡蛋可以蒸着或煮着吃，荷包蛋、鸡蛋羹也很好，但最好不要煎着吃和炒着吃；肉可以清蒸或者是酱、涮着吃，而不主张用炒和油炸的方式去吃。

以上就是糖尿病合并高血脂患者的饮食选择和加工原则。

085
糖尿病合并肾病的饮食原则是什么？

糖尿病肾病是较为常见的一种并发症。糖尿病合并肾病患者的饮食要从血糖控制和肾脏

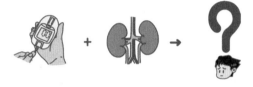

保护两个方面来考虑，应当采用适量的低蛋白饮食、低钠饮食，同时注意控制糖类的摄入。

◆ 限制蛋白质的摄入量

糖尿病合并肾病的饮食原则有些复杂，一般建议糖尿病患者多吃粗粮和含植物蛋白的食物，但对于肾病患者，则要求蛋白质量要少质要好，且需要动物蛋白质的来源多一些。尤其肾功能不全失代偿期的患者，植物蛋白的摄入量更需要严格限制，以减轻肾脏负担，避免肾脏功能进一步损伤，而这正与糖尿病的饮食原则相反。肾功能不全患者每天蛋白质的摄入量需要根据肾功能不全的程度进行判断，并根据病情变化随时调整。

如果糖尿病的指标相对稳定，肾病病情也相对稳定，患者可以按糖尿病的饮食原则来吃，适当注意减少植物蛋白（比如豆类）的摄入就可以。但对于肾功能不全失代偿期的糖尿病患者，饮食治疗以肾病的饮食原则为主。在对于肾病患者的营养治疗方案中，补充蛋白质基本上用动物蛋白（至少占到 50% 以上，甚至可以达到 75%），植物蛋白越少越好，一般吃精米精面，不吃粗杂粮，有的时候精米精面还要限制。通常医院会给肾脏功能较差的糖尿病患者提供低蛋白的麦淀粉饮食（相当于去除了小麦粉中的蛋白质）替代部分主食。以陕西凉皮为例，在凉皮的制作过程中先洗去面筋然后把剩下的淀粉做成凉皮，这样就减少了植物蛋白的摄入量。如果想兼顾稳定血糖，还可以加上叶子菜。

◆ 限制盐的摄入量

对于肾病患者而言，需要控制盐的摄入，尤其当患者发生水肿、高血压或

者心衰以后，更要严格限制盐摄入。比如，糖尿病患者偶尔在外边买酱肉是可以的，但是肾脏患者吃酱牛肉、酱肘子的话，尽量自己做，在做的时候不要加太多的调料，否则会增加肾脏的负担，也不利于血糖控制。

糖尿病合并肾病患者的饮食一般坚持以肾脏病的饮食治疗为主、糖尿病的饮食治疗为辅的治疗原则，尤其是对于肾脏功能已经到失代偿期的糖尿病患者。

086
糖尿病合并痛风的饮食原则是什么？

 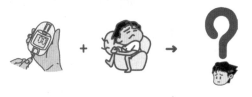

糖尿病患者中痛风较常见，痛风患者中糖尿病也常见。尿酸高指人吃了过多高嘌呤食物（如动物肝脏、海鲜、啤酒和含糖饮料等）引起的体内血液中尿酸超过正常水平，使人体嘌呤物质代谢失调，从而使尿酸合成增多。建议同时伴有糖尿病和痛风的患者注意尽量选择低嘌呤食物，同时还要注意低 GI 饮食。

糖尿病合并痛风患者的饮食方案有些复杂，比如建议糖尿病患者可以多吃粗粮、菌汤类食物，但却不建议痛风患者多吃。再比如，对于痛风患者来说，鸡蛋、牛奶、大部分蔬菜都可以吃，只是不能吃嘌呤含量高的食物，如鱼、虾、动物内脏、豆制品、菌类。糖尿病患者除了动物内脏不建议吃，鱼、虾、豆制品、蘑菇还是主张吃的。但二者也有一些共性，比如要控制总热量。安排食谱时还应注意区别是痛风还是高尿酸血症。高尿酸血症是血尿酸水平升高，多数无症状；而痛风是高尿酸血症基础上出现关节炎、痛风石、肾损害等症状。

痛风患者一般能吃粗粮，但要注意适量食用。就嘌呤含量而言，精米精面含的嘌呤比全谷物少一些，但两者相差不大，另外也不是所有全谷物的嘌呤含量都比精米精面多。但患者痛风情况比较严重时，不太建议吃粗粮，因为粗粮（比如糙米、荞麦、燕麦、高粱、小米、玉米、黑米粉、黑面包、山芋等）中含有嘌呤，可能会诱发痛风发作。多数杂豆类的嘌呤含量较高，也不建议痛风发作期食用。

痛风的饮食需要根据患者痛风发作时期来确定。

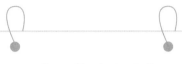

痛风急性发作期

饮食以痛风的饮食治疗原则为主。

避免高嘌呤食物。在饮食选择上，低嘌呤膳食放心食用，中嘌呤食物限量食用，高嘌呤食物禁止食用。痛风急性发作期每天的嘌呤摄入量应控制在150毫克以下。比如可以吃白菜、萝卜；不建议吃菜花、西蓝花、菠菜，如果吃的话需要焯水过凉水后再吃。优质蛋白质的来源就是牛奶、鸡蛋，主食的来源主要是精米精面。在痛风急性期，如果血糖控制不好，可以使用降糖药物治疗。

高嘌呤食物 （每100克食物含嘌呤量 为150~1000毫克）	动物内脏	肝、肾、脑、脾、肠等
	部分水产	带鱼、鲶鱼、鲢鱼、鲱鱼、沙丁鱼、凤尾鱼、基围虾等
	部分汤	浓肉汤、浓鱼汤、海鲜火锅汤
中嘌呤食物 （每100克食物含嘌呤量 为50~150毫克）	各种畜肉	猪、牛、羊、驴肉等
	禽肉	鸡、鸭等
	部分鱼类	鲈鱼、鲤鱼、鲫鱼、草鱼等
	甲壳类	牡蛎肉、贝肉、螃蟹等
	干豆类	黄豆、黑豆、绿豆等
	菌菇类	香菇、银耳等
	干果类	花生、杏仁等

避免酒类和含酒精饮料。不同酒类引起的痛风风险不一样，从大到小依次为：啤酒、陈年黄酒＞烈酒＞干红葡萄酒。

避免含糖饮料和甜点。研究发现，饮用含糖饮料越多，发生痛风风险越高。而甜点中的果糖含量较高，会增加尿酸产生。另外甜点热量较高，吃太多易引起肥胖和高胰岛素血症，进而抑制尿酸的排泄而使体内尿酸升高。

—— **痛风静止期** ——

主要采取糖尿病的饮食治疗，兼顾痛风的饮食治疗。比如饮食方面不吃糖、不喝高汤，做到互相兼顾。另外，注意粗粮稍微少一点。比如煮玉米、蒸土豆和蒸南瓜都可以吃，减少进食量即可。豆腐可以少量吃，可以每天摄入 50 克左右。此外，蘑菇也可以少量吃。

糖尿病合并痛风患者的饮食治疗原则要有所侧重。如果有酮症酸中毒，饮食以糖尿病的饮食原则为主；如果在痛风急性发作期，饮食则以痛风的饮食治疗原则为主。在饮食方面具体情况具体分析，做到二者兼顾。

087
糖尿病合并骨质疏松的饮食原则是什么？

 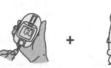 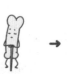

糖尿病患者比健康人更易发生骨质疏松，因为高血糖会影响骨骼细胞的正常功能，使骨骼变得脆弱，而 20% 骨质疏松患者都容易发生骨折。但骨质疏松症是可防可治的慢性病，糖尿病患者应该坚持从生活方式入手，尽早预防骨质疏松的发生。

糖尿病合并骨质疏松患者应在糖尿病饮食调理原则的基础上，增加对骨质有益的营养素摄入。

建议多吃含钙丰富的食物。补钙的首选食物为乳类及乳制品，其他含钙丰富的食物有奶酪、虾皮、芝麻酱、黑芝麻、海带、紫菜、黑木耳、大豆及豆制品、绿叶菜、蛋黄、海米、瓜子、核桃等。也可采用钙剂或钙强化食品来补钙。适当晒太阳可促进维生素D合成，有助于钙元素吸收。适量的蛋白质摄入可增加钙质的吸收与储存，有利于骨骼生长和延缓骨质疏松的发生。应减少及避免不利于钙吸收的因素。

建议可以吃些发酵食品。发酵食品特别是纳豆、腐乳等对预防骨质疏松的发生以及治疗都有好处。因为纳豆是黄豆发酵而且是无盐发酵，不会导致食盐过多加速身体里钙流失的现象；纳豆通过发酵后，钙质更容易吸收；另外纳豆中含有维生素 K_2，在体内可以帮助将钙质运输至骨骼，从而增加骨质密度，降低发生骨质疏松的风险。

糖尿病合并骨质疏松患者总的饮食原则是平衡饮食，确保日常饮食中摄入充足的营养素原料，同时还要考虑营养素的有效吸收。

088
儿童糖尿病的饮食原则是什么？

 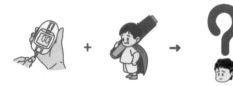

儿童糖尿病通常分为1型糖尿病和2型糖尿病两种，1型糖尿病最常见，可能跟遗传因素有关，约占到儿童糖尿病的90%，口服降糖药是无效的，治疗需要终身使用胰岛素；2型糖尿病与后天饮食生活不规律有关，不一定用胰岛素。

儿童糖尿病和成人糖尿病的饮食调理及营养物质的补充与成年人不太一样。儿童糖尿病的饮食原则比成年人宽泛一些，限制少一些。饮食控制不好可以采用药物治疗。

儿童糖尿病饮食应注意以下几点。

1 保证儿童正常生长发育需要的营养物质不能缺少。在这个前提下给予患儿适当的控制，比如控制高糖和高脂肪食物的摄入，减少膨化食物和油炸食物的摄入，多选用富含维生素的食物。

2 饮食定量。考虑到儿童自我控制能力相对弱，可以提供固定食量的份饭。

3 儿童一定要有加餐。通常成年人每天三餐按1/5、2/5、2/5或各1/3分配等，但是糖尿病儿童饮食除了三餐外还要有加餐，这样对稳定血糖和及时补充身体内所需的营养有好处，也有助于缓解饥饿。

089
妊娠糖尿病的饮食原则是什么？

 怀孕后血糖水平升高考虑是妊娠糖尿病，怀孕期间血糖异常比较多见，可能是激素阻碍 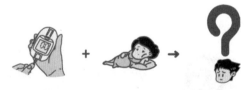 胰岛素分泌、高糖饮食等原因引起。由于孕妇体内的拮抗胰岛素样物质增加，比如胎盘生乳素、雌激素、孕酮等，这些激素会阻碍胰岛素的分泌，降低胰岛素的敏感性。另外，孕期的饮食保障特别足，营养过剩导致妊娠糖尿病的发生率比较高。

妊娠期糖尿病对胎儿和孕妇都有很严重的影响，应该引起重视。孕期饮食应注意以下几点。

1 严格控制每天的水果量。选择低糖水果，比如苹果、猕猴桃、柚子、草莓、樱桃等。每次不应该超过100克。比如，如果吃一个苹果，不要一次吃完，可以分成3~4份，少量多餐食用。很多孕妇限制水果摄入量后，血糖控制会好一些。

2 孕期不同阶段营养补充不一样。孕早期和正常的饮食差距不大，营养素需求基本与非孕期相同，不必特别增加营养素摄入量。孕中、晚期对蛋白质的需要量增加。从孕中期开始，蛋白质需要量比平常增加15克。孕中期每天需要摄入适量的钙质，适宜的摄入量为1000毫克，也有些人需要补充到1200毫克。

3 出现血糖异常时，应保证每天摄入充足的蛋白质和一定量的碳水化合物。碳水化合物的来源非常重要，推荐食用米、面、杂粮、马铃薯、甘薯等，粗粮细粮搭配着吃，比如杂粮饭、二米饭、豆饭、玉米面窝头等。等量碳水化合物食物进行选择时，可优先选择低血糖生成指数的食物。需要注意的是，过分的碳水化合物限制会加速脂肪分解发生酮症酸中毒，对胎儿神经发育造成损害。

妊娠糖尿病患者在总热量不变的情况下，蛋白质推荐摄入量占总能量的15%~20%，碳水化合物占60%左右，脂肪占20%~25%，每日不超过30%，这样怀孕期间的糖尿病就会控制得相对稳定，另外还要注意少量多餐，控制盐的摄入。

Part 6

糖尿病日常饮食调养建议

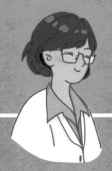

090
主食怎么吃？

糖尿病患者吃主食时，需要注意进餐的速度和咀嚼的次数够不够。咀嚼的速度要稍微慢一些，咀嚼的次数要稍微多一些，这样在吃同等量主食的时候，血糖升高速度就没有那么快。

下面我还想跟大家分享一些主食的加工方法。

◆ 白米饭"掺沙子"吃更好

建议糖尿病患者吃得粗一些，吃得杂一些，尽量别吃白米饭。建议在做白米饭的时候放一些整粒的玉米粒，我叫它"掺沙子"，保证每一口都有一两个玉米粒，这样血糖就不会升的那么高。大米饭里放玉米粒儿既不改变颜色，也不改变口味，吃每一口时还会增加咀嚼次数，咀嚼速度也会慢一些。这都是试验过的，我自己试验过，给糖尿病患者们也试验过，虽然我没有血糖的问题，但我吃饭比较快，我会不嚼就咽，但是掺入玉米粒后一定会多嚼几下，否则不太好下咽。这里的玉米粒换成豌豆粒、蚕豆粒，也可以。食用这种混搭米饭，可有效减慢米饭的消化速度，避免碳水化合物吸收快、血糖上升快的不利影响。

◆ 馒头"吃硬不吃软"

糖尿病患者可以吃馒头，但要避免进食过多。在制作馒头的时候，要避免加糖，尽量做杂粮馒头或全麦馒头，另外注意尽量把馒头蒸硬点，因为硬馒头需要更长的时间来咀嚼、消化和吸收，血糖上升更慢。如果蓬松柔软的馒头可

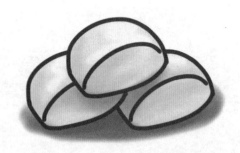

能会一嚼就咽，会导致血糖升得更快一些，而硬些的馒头（比如山东戗面馒头）需要多咀嚼才能咽下去。所以糖尿病患者吃馒头的时候应该选择稍微硬一点的馒头。火烧、煎饼、窝头、烙饼等"硬面食"也是同样的道理，糖尿病患者"吃硬不吃软"更有助于维持血糖稳定。

◆ 粗粮搭配起来吃更好

常见的粗粮主要有全谷物类、杂豆类和薯类 3 大类。有研究表明，同等条件下粗粮的血糖生成指数普遍比细粮低。粗粮升血糖较慢，主要有以下几个原因。一是吃粗粮需要更长的时间来咀嚼、消化和吸收；二是膳食纤维的存在可以延缓肠胃对糖类吸收的速度，增加饱腹感，对控制血糖有利，所以糖尿病患者吃粗粮非常有必要。

单吃粗粮，营养不全也不好吃，建议粗粮搭配着吃更好，混合食物的 GI 将更利于血糖稳定。腊八粥、八宝粥等都是很好的粗粮混吃食物。肉、蛋也是粗粮的好搭档，能起到营养互补的作用。

建议将 1/3 豆子、1/3 坚果和 1/3 杂粮米组合在一起吃，这样的食物组成可以最大程度发挥蛋白质的互补作用，口感也最好，吃起来舒服度也最好，尤其是对于吃素食不吃肉的糖尿病患者。

我建议豆子（比如红豆、绿豆、黑豆等）泡 4 个小时。杂粮米（比如青稞、薏米、荞麦、高粱米、紫米等）泡 2 个小时。豆子、杂粮米洗完之后直接泡，泡的水量够用就行，泡完之后的水含有天然色素不要丢弃。坚果可以不用泡。将豆子、杂粮米各自泡好，然后合在一起，再放些坚果，用泡豆、泡米的水做米饭。做米饭时可以简单计算一下量，比如各式各样的杂粮米、豆子、坚果共 500 克，如果分成 10 份，每份就是 50 克，相当于一两。吃一两这样的杂粮饭再搭配一两的白米饭，既能满足营养，也能满足口感和食欲。然后可以把剩下的 9 份晾凉，独立包装后冷冻保存。每次吃之前取一份上锅蒸即可，可以单独吃，也可以和米饭合在一起做成杂粮米饭。如果想分开做，可以蒸米饭的时候在中间放一个小碗，把一份杂粮饭放在小碗里，待米饭做好，杂粮饭也热透了。医院通常把杂粮和细粮混合在一起蒸，这样做起来比较方便。

091

粥怎么吃？

糖尿病患者能否喝粥一直被广泛讨论，而且大部分人给出来的答案都是能不喝就不喝，因为喝粥会快速升高血糖。从理论上讲，不建议糖尿病患者喝稀粥，但是有些糖尿病患者就想喝一点粥，这时喝粥应该按主食对待，计算在一餐饭中的主食总量中，以避免能量摄入超标。

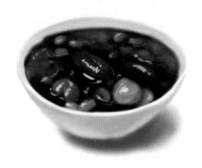

我曾经做过实验，粥煮得越黏糊，血糖生成指数越高；大米煮粥比较黏糊，剩米饭煮的粥不如生米煮的粥黏糊，剩米饭冷冻完之后再煮的粥不如剩米饭煮的粥黏糊。所以糖尿病患者如果想喝一点大米粥，可以把剩米饭冷冻一晚上再拿出来煮粥，这样的粥就不那么黏糊。如果再搭配莲藕、芹菜丁或笋块煮成蔬菜粥，这个粥就需要咀嚼之后才能喝下去，血糖生成指数就会更低一些。

无论怎么煮都不黏糊的粥，血糖生成指数就相对低。比如炒米茶，即把大米炒制之后再煮成茶，吃起来比较舒服，血糖生成指数也不高，但要注意减少主食量。另外，不易煮烂的米（比如黑米、紫米、薏米、荞麦）熬出来的粥都不黏糊，餐后血糖也比较稳定。这种不黏糊的粥，糖尿病患者可以少量喝一些。

糖尿病患者煮粥喝粥也讲究技巧。比如，煮粥的时候不要纯粹用米，还可以加入燕麦、薏米等粗杂粮或黄豆、绿豆等豆类，这些食物比米更耐煮，可以减慢粥被消化的速度；煮粥的时间不要过长，避免粥过于软烂，也能减慢消化速度；喝粥时搭配蔬菜一口一口地慢慢喝，或者把粥放凉一点喝，给消化增加些难度等。

092
薯类怎么吃？

红薯、山药、芋头、土豆等薯类的淀粉含量较高，容易引起血糖波动，但吃薯类对糖尿病患者比较好。所以怎么吃、吃多少是关键。关于薯类吃法，我有以下几点建议。

1 选择蒸、烤的烹饪方式，不要煮着吃，否则血糖更容易升上去。也可以和在面里吃，比如用薯类做成红薯馒头、南瓜馒头，既可以补充膳食纤维、矿物质和维生素，同时也能补充一些植物化学物，对糖尿病患者是有好处的。尽量不吃炸、煎、烤的薯类，或者把薯类当作零食食用，这样会对长期血糖管理不利。

2 代替部分主食吃。薯类常常用作主食，但同时也可以作为蔬菜食用。薯类比粮食的淀粉含量更低，相对于白米或白面制品更有利于血糖控制，糖尿病患者可以适当用薯类食物代替部分主食。比如，每餐吃100克米饭，如果还想吃100克炒土豆丝，那就需要减去至少25克米饭的量，这是薯类的吃法。有些糖尿病患者吃粗粮时胃会难受，这时可以蒸些芋头代替1/3或1/4主食去吃，胃就会舒服一些。

3 烹饪时加少许盐。吃红薯、南瓜等薯类时如果觉得反酸或者"烧心"，胃里不舒服，可以在薯类食物中放少许盐。

4 可以适量食用铁棍山药，尤其是对于支气管炎患者。因为山药属于药食同源的食物，具有补肺益气、养阴止咳、健脾胃的功效，在一定程度上可缓解患者支气管炎的症状。

5 吃薯类时注意加工方式。注意不要擦成丝、煮成汤、打成浆、打成糊或做成泥，否则血糖就容易升高。

093
肉怎么吃？

很多糖尿病患者害怕出现糖尿病并发症，所以在患了糖尿病之后就不敢吃肉了，特别是不敢吃肥肉，比如梅菜扣肉、红烧肉。其实我想说糖尿病患者可以吃扣肉和红烧肉，关键是怎么吃。我曾经给糖尿病患者做过试验，每天提供 150 克硬五花肉，连续吃 7 天，结果血糖未升高，甘油三酯也未升高。所以糖尿病患者可以适量吃肉，但需要注意肉的做法和吃法。

◆ 五花肉焯水很关键

硬五花买回来后，切成 4 个手指头宽大小的条状。先用凉水泡去血水，然后凉水下锅煮，焯水时可以加料酒去腥，另一个炉灶也起锅烧水，待这边煮 8 分钟捞出后放入另一个开水锅再去煮。每次煮大约 8 分钟，反复煮 3 次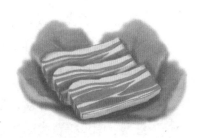
捞出。如果直接用热水，肉类表面会遇热收缩，导致里面的血水封闭，无法有效去除腥味和血水。五花肉反复焯水的目的是为了去除肉里面的血腥味、部分脂肪和杂质，提升烹饪后的口感和风味。

◆ 扣肉的做法和吃法

做扣肉时，将肉皮上抹点老抽酱油，晾干后，炒锅里加少许油，把煮至8成熟的肉放炒锅里过一下油，这样可以去掉一部分油脂，减少肥肉里的饱和脂肪酸。然后盛出来包好放至冰箱冷冻。每次吃之前拿出来一块，切成厚片，搭配梅干菜或雪菜等干菜（北方的干豆角、干茄子或者胡萝卜、土豆都可以），上锅一起蒸，通常上气后蒸45分钟就可以了。蒸好后调个汁即可食用，没有糖尿病的可以放少许糖，糖尿病患者可以放少许甜味剂，当然不放更好。吃肉时尽量搭配粗杂粮或者窝窝头去吃，这样对血糖和血脂的影响就不会太大。

◆ 红烧肉的做法

将反复煮3遍后的扣肉条改刀切成红烧肉块，也可切成大厚片。糖尿病患者吃红烧肉，可以放少许酱油、花椒、大料、葱、姜、蒜，如果想增加甜味也可以放少量甜味剂（比如益生元、低聚果糖等甜味剂），红烧的时间稍长一些。

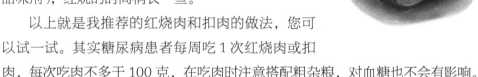

以上就是我推荐的红烧肉和扣肉的做法，您可以试一试。其实糖尿病患者每周吃1次红烧肉或扣肉，每次吃肉不多于100克，在吃肉时注意搭配粗杂粮，对血糖也不会有影响。

◆ 糖尿病患者要适量吃肉

肉类是生活中不可或缺的食物，富含蛋白质、脂肪、维生素等营养物质，食用肉类可以为身体补充营养、提供能量，有利于身体健康。适量吃肉对健康有利。比如红肉的铁含量较高，有助于预防贫血；红肉的B族维生素含量也较为丰富，对维持神经系统正常功能至关重要。

有些糖尿病患者说，一吃肉血糖就高，这可能与肉的加工方法选择不当有关。比如选择的是脂肪含量比较高的肥肉，或者炒肉时放的油比较多导致能量摄入过多进而导致血糖升高。

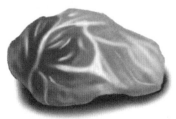

下面我跟大家分享医院给糖尿病患者配餐时芹菜炒肉的做法。炒肉的时候，一般选择纯

瘦肉。把肉切成细丝或薄片，然后挂浆处理，也就是腌制一下，放料酒、盐、酱油，也可以放五香粉、花椒粉，然后开始抓，待抓的黏手了再放少许油腌上5~10分钟，用水来滑肉丝或肉片。烧足量的水，把腌好的肉丝或者肉片倒入滚开的水里，稍微停顿3~5秒，用筷子打散，变色后捞出控水，这个做法就叫水滑肉或者水炒肉。这时无论是配芹菜还是配白菜或其他菜，用炒菜的油量就够了。

我建议炒肉不用油滑而用水滑。我曾经做过油滑的试验，一斤（即500克）肉丝用油滑完后，重量不但没少，反而还增加了一两（即50克）。所以糖尿病的患者要吃肉，需要改变一下加工的方法，血糖就会相对稳定一些。

专家提示 ＿ □ ✕

　　糖尿病患者什么都能吃，但怎么吃很关键。食物加工的方法不同，吃的方法不同，吃的量不同，搭配的食材不同，对血糖的影响就不同。

094
鲫鱼怎么吃？

　　鲫鱼是一种淡水鱼，肉质鲜嫩，味道鲜美，价格相对便宜，但营养价值较高。从中医营养学的角度来讲，鲫鱼有消肿利水、健脾和胃的功效，一般坐月子的人都经常食用鲫鱼汤，就是这个道理。但鲫鱼瘦小多刺，很多人怕刺扎着，尤其是老年人眼神不好挑不出来，所以不太敢吃肉，只是喝点鱼汤。那鲫鱼怎么做才适合老年人？

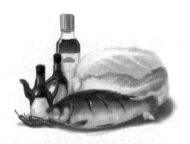

我想和大家分享一下我平时吃鲫鱼的做法，既省事省钱，还不用挑刺，做一次能吃半个月以上。因为鱼中加了醋，通过醋的软化作用可以使鱼刺变软、鱼骨变酥。吃鲫鱼时，鱼头、鱼刺和鱼骨都可以直接吃，不用怕被卡喉咙。早餐吃也比较方便。

◆ 酥鲫鱼的做法

①购买小一点的鲫鱼，相对便宜还好做，太大的鱼不太好做，然后把鳞、鳃、内脏去掉，把鱼洗干净。

②在高压锅或者电饭锅锅底放上白菜叶或者圆白菜叶，把鱼立起来逐一码上。如果鱼比较多，可以先码一层豆腐干儿，再码一层鲫鱼。

③不放水，不放盐，放醋（软化鱼骨）、酱油、少许料酒。一般健康人还可以放少许糖来调和醋的酸味，但是糖尿病患者不建议放糖，可以加点益生元作为甜味剂（比如菊粉和低聚果糖），放大块的姜和葱，也可以放几粒辣椒，一定不要放大料（八角、桂皮），如果放进去就有中药味了。酱油、醋、料酒的比例是 1∶1∶1，这个味儿就足够了。

④如果用带压阀的高压锅，烧开以后差不多等 1~2 分钟，让料酒味稍微散一散，然后高压小火 30 分钟，关火后焖着。如果是用电高压锅或者电饭锅，关盖后调到 2 小时煲汤键就可以了。熟了以后焖一会儿。

⑤打开锅盖的时候，不要用筷子去夹否则会夹碎。提前准备几个密封性好的可以微波可以冷冻的保鲜盒，用盛米饭的铲子把鱼一个个取出来摆到保鲜盒里，我一盒摆 8~10 条，一般不超过 15 条，装多少看盒大小和家里人数多少，吃不完的可以冻起来。

⑥每星期吃一盒。吃的时候稍微蒸一下就可以。

临床上糖尿病患者发生骨质疏松的概率比没有患糖尿病的同龄人高，所以对于糖尿病病患者来说，要注意补充蛋白质和钙质，减少盐的摄入量，这样更有益于骨骼健康。大家不妨试一试这种酥鲫鱼的做法，用小的鲫鱼做经济实惠，既能改善口味，补充蛋白质和矿物质，减少盐、糖的摄入量，吃起来也不用害怕刺。

095
虾皮怎么吃？

扫一扫 看视频

虾皮被誉为"天然钙库"，是一种营养丰富的食品。虾皮并不是剥下来虾的皮，而是由小虾经过煮熟、晒干等一系列工序加工而成，因此保留了虾肉中大部分营养成分。

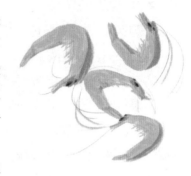

虾皮是毛虾的干制品，有生干品和熟干品两种。虾皮含钙量比较高，蛋白质含量也比较丰富。沿海地区的人经常吃鲜虾皮，比如将虾皮洗完以后和韭菜、鸡蛋一起炒，可以做成一道鲜香不腻、百吃不厌的美食——韭菜虾皮炒鸡蛋，当然做馅儿也可以。如果是干虾皮可以冷藏或者通风干燥处常温下保存，但如果是鲜虾皮就需要密封好（比如放入保鲜盒）后冷冻保存，虾皮放置时间不宜太长，有异味的虾皮不可食用。大部分干虾皮的盐含量很高，太咸的话吃的量要少，如果吃多盐摄入量会超标，所以用虾皮做菜做汤时可以替代部分盐，也可以选择钠含量低的淡干虾皮。

◆ 炒虾皮要洗

我们生活在内陆地区的人，一般买的都是干虾皮。虾皮是经过晒制后的海产品，在晾晒过程中会有杂质和过多的盐分残留，我一般在炒虾皮之前会洗虾皮。

洗虾皮的方法：将虾皮放在一个盛水比较多的大盆里，虾皮倒进去不用泡，用笊篱来回翻动，反复洗个2~3次，洗完后空出水，直接上锅里炒干（炒的时候不放油），这样处理后保存时间更长还不用冷冻，方便食用。洗完后虾皮没有那么多盐，吃的量可以大些，夹馒头里、拌粥或拌菜里都可以。如果家里三四口人，一斤虾皮可以吃一个星期。

◆ 炒虾皮不放油

炒虾皮放油后，时间长了容易发生脂肪酸败（食物中的油脂在加工、储存过程中发生氧化产生异味、异臭），咱老百姓就叫"哈喇"了，不仅严重影响食品风味，还可能降低食品的营养价值，对健康不利。

从营养成分分析，一般每 100 克虾皮中含钙量将近 1000 毫克，正常情况下，人体每天需要 800 毫克钙。我计算了一下，我们家一周吃 500 克的干虾皮，我家里五口人，平均每人每周 100 克，分到每天大约 20 克虾皮，如果 100克的虾皮有 1000 毫克左右的钙，20 克虾皮大约含有 200 毫克的钙，这是我们每日钙需要量的 1/4。而人体可以从多种食物中获取营养素，比如虾皮提供 200毫克，奶类提供 200 毫克，豆腐提供 100 毫克，粮食、蔬菜、坚果等也会提供钙，这些食物就能满足我们每日钙的需求。如果虾皮吃到一定的量，对我们人体补充钙质、强壮关节和骨骼还是有好处的。

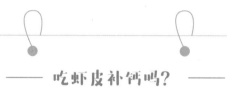

—— 吃虾皮补钙吗？ ——

每 100 克虾皮中，大约含有钙质 991 毫克，是牛奶的 9 倍还多。尽管虾皮提供的钙量比较多，但虾皮本身钙质吸收率低于牛奶。这是因为虾皮中的钙大多为结合钙，并不是游离钙，人体很难将其彻底吸收利用。虾皮中的钙大多需要将其磨碎才能释放出更多游离的钙离子，而普通人在吃虾皮时很少将虾皮嚼烂细碎，这也导致虾皮的钙质吸收率不高。另一方面，与牛奶相比，虾皮的摄入量和进食频次要远远少于牛奶，所以牛奶的钙质摄入效率比虾皮更高。此外，虾皮因为原料和制作工序的原因导致其中的盐分比较高，钠元素含量多，如果为了补钙而同时摄入过多的钠元素，可能会带来高血压和心脑血管疾病风险。补钙除了考虑钙含量，还要从食物的实际摄入量以及其钙质的成分等方面综合考虑。

096
豆腐怎么吃?

豆腐可以炒着吃、炖着吃、蒸着吃,也可以做汤吃。我通常还会把冻豆腐做成咸菜或者做成五香豆腐干、五香豆腐条。

◆ 冻豆腐咸菜的做法

①豆腐最好选卤水豆腐。将豆腐在低温下冷冻数小时至数天,促使其中水分形成冰晶,从而增大冻豆腐孔,冻出来后豆腐孔比蜂窝眼稍微大一点,空隙越大弹性就越好。

②将冻豆腐取出稍微解冻一下,切成骰子块大小,把水挤出去,这样做的目的是让豆腐更好地吸收汤汁,呈现出更好的口感,另外也能促进营养素的吸收利用。

③锅里放少许油,加花椒、大料、葱、姜等佐料爆香,我一般不放盐,不放酱油,我喜欢加少许虾酱或豆瓣酱(如果不愿意吃虾酱味,也可以用豆瓣酱、黄酱、甜面酱掺着放或单独放),炒香后添水稀释,将切好的冻豆腐攥紧去水下锅,用小火煨直到把酱汁都吸到冻豆腐里就可以了。

以上就是我关于冻豆腐咸菜的做法,既营养又好吃,我常做一瓶能吃一周,大家不妨也试一试。对于牙口不好、味蕾感觉弱、食欲差、消化能力弱的糖尿病患者,我还有一种"鸡蛋豆腐羹"的做法分享给你。

◆ 鸡蛋豆腐羹的做法

①准备鲜豆腐(比如内酯豆腐)半斤、新鲜虾酱适量。

②虾酱加水稀释,把豆腐拌进去,然后打入一个鸡蛋,放少许小葱或者韭菜末搅匀。

③上锅蒸熟即可。

这道鸡蛋豆腐羹有利于补充蛋白质,可以在早餐当小菜吃,搭配吃面条或馒头都可以。上述鸡蛋豆腐羹在烹制时没有加水,会比较硬,大家还可以把它切成片烩菜吃,比如烩菜花、烩胡萝卜、烩白菜、烩木耳、烩蘑菇都可以。

鸡蛋和豆腐都属于优质蛋白，一起搭配食用除了可以味道互补，蛋白质、钙的含量也比较高，选择虾酱或腐乳调味可以促进食欲，让味蕾感受更敏感一些，满足患者享受美食、补充营养素的需求。

097
粉条怎么吃？

粉条是以红薯、马铃薯等为原料经磨浆沉淀加工后制成的食品，主要成分是碳水化合物。

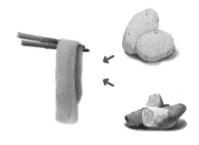

糖尿病患者能少量吃粉条。但如果这一餐吃一碗酸辣粉，那肯定不行。如果炖的菜里有粉条，那糖尿病患者可以吃一两口，吃粉条的同时还要减少淀粉类主食的摄入量，把粉条作为主食的一部分来摄入。因为吃高淀粉含量的食物要替代部分米面类主食，这是原则。在这个原则下，您都可以吃。

糖尿病患者少量、偶尔吃粉条一般不会引起血糖升高。粉条在北方炖菜里很常见，比如炖肉、炖鸡、炖鱼里放粉条，也有萝卜炖粉条、白菜炖粉条、蘑菇炖粉条、茄子炖粉条、干菜炖粉条等等。这样吃对血糖影响不大，原因如下：一是炖菜里粉条量不是很大；二是粉条虽然是淀粉做的，但制作粉条时需要经过漏粉、煮熟、晾干、再煮熟的加工过程，粉条中的糊化淀粉在放凉或反复加热后化学结构会有所改变，这过程称为"老化回生"，老百姓也叫"反生"，所以抗性淀粉的含量较高，升血糖速度会变慢。

所以糖尿病患者如果想少吃一点粉条，可以减少一些主食，不用太担心。之前有糖尿病患者告诉我，吃了几根粉条后一晚上没敢睡觉，特别担心影响血糖，其实这几根粉条不会影响血糖，但没睡好觉反而会影响血糖。

要注意粉条的烹饪方法，不能煮得太烂、太久，也不能够进行红烧，或者是和油重的食物一起炖。如果是炖的粉条，可能会吸收很多的油脂，此时吃粉条会导致血糖较高。

098
西红柿炒鸡蛋怎么吃？

西红柿炒鸡蛋是一道家常菜，通常是先把鸡蛋炒好盛出来，再去倒油炒西红柿。但是给糖尿病患者准备的西红柿炒鸡蛋不建议这么做。为什么呢？西红柿炒鸡蛋有一点酸口，所以一般都会放一点糖，但是糖尿病患者又不能吃糖，所以跟大家分享一种比较独特的番茄炒蛋做法。

◆ 不用油炒蛋，用水炒蛋

把鸡蛋打散以后，放少许盐，也可以滴上 1~2 滴香油，炒锅里加点清水，水量差不多是蛋液的两倍多，水烧开后把打散的鸡蛋液快点倒进去，然后鸡蛋马上膨胀起来了成了坨，这个时候用锅铲把蛋挤在锅边去掉多余的水分，然后盛出来水炒蛋。这样炒出来的鸡蛋既好吃也不腥，由于基本不放油，所以热量相对低。

◆ 熟透的西红柿用油炒

建议选择熟透的西红柿，因为生西红柿有点酸，熟透的没那么酸。用适量油去炒西红柿，更有利于提高番茄红素的利用率，口感也好。用一份炒菜的用油量来炒西红柿，把西红柿炒成带汁的糊状后，再把鸡蛋倒入西红柿的汤汁里搅拌均匀，这样西红柿汁很快就吸到鸡蛋里了，然后再进行一些调味，就可以出锅了。

我身边的糖尿病患者尝试了这种番茄炒蛋做法后，反馈说餐后 2 小时血糖比较稳。您也可以试一试。

099
坚果怎么吃？

坚果是高热量食物，如果摄入过多会影响血糖。但相比于其他食物，坚果能给人体提供更多的营养素，特别是坚果中含有丰富的不饱和脂肪酸以及多种微量元素，适当进食坚果能够为机体补充所需的营养物质，并且还可以辅助降低血液黏稠度和维护血管健康，有助于改善身体代谢，也有助于强健身体骨骼，对稳定血糖、防治并发症也是有利的。糖尿病患者可以吃坚果，但要注意吃的量、时间和加工方式。

1 遵循每天定量摄入原则。糖尿病患者每天都要吃一些坚果。《中国居民膳食指南》建议每天坚果的摄入量为 10 克左右，相当于 10~15 粒花生或 6~7 个腰果、2 个核桃的量。注意不要超过 25 克。其他坚果比如开心果、瓜子、南瓜子、巴旦木等都可以吃一点。

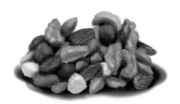
每天 10 克左右坚果

2 建议在上午当作加餐吃，也就是早上和中午的两餐之间吃比较好。如果您不吃零食，可以将坚果擀碎一点，当成调味品放在一日三餐的拌菜里吃。

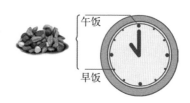

3 关注食物配料表与加工方式。建议糖尿病患者选择原味坚果，避免购买油炸坚果、额外添加糖和添加剂的坚果，不要吃太咸的坚果。另外，干坚果与新鲜坚果在风味口感、营养成分方面有一定区别，糖尿病患者可以根据自身体质和状况选择合适的品种和食用方式。

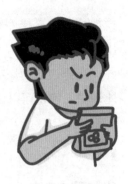

糖尿病患者也可以自己烤坚果吃。下面我分享一种核桃的做法。因为很多人不爱吃核桃，觉得核桃苦、核桃皮硬、去核桃仁内皮比较费劲，但核桃的内皮对健康是有利的，从营养学上讲，核桃仁上的皮含有膳食纤维、矿物质、维生素 E 等营养成分，没有必要把它去掉。如果您感觉生核桃不好吃，那可以烤熟或煮成五香核桃，按照五香鸡蛋、茶鸡蛋的煮法去做就行。我做过一个试验，把核桃敲了敲，煮完又泡了泡，第二天早上捞出来控下水分，放在暖气上烤几天，然后把核桃剥开吃，味道很好，有点像五香瓜子的味。这也是一种吃法。糖尿病患者如果血糖平稳，建议一天吃 2 个核桃。

100
水果怎么吃？

糖尿病患者吃水果的话题争议很大，有的人说能吃，有的人说不能吃，我的回答是能吃，但怎么吃很关键。糖尿病患者吃水果有助于补充水溶性维生素、矿物质、果酸和膳食纤维等营养物质，还可以促进身体对其他营养物质的吸收，因此糖尿病患者吃水果是有必要的。适合糖尿病患者吃的水果有柚子、樱桃、番石榴、桑葚、草莓、蓝莓、橙子、橘子、猕猴桃、苹果、梨、桃子、柠檬等。但注意，适量吃水果有益健康，但过量可能引起肥胖、血糖升高和胃肠道不适。尤其是糖尿病患者应注意控制水果摄入量，避免过多摄入引起血糖升高。

糖尿病患者在吃水果时，应注意以下几个方面。

1 选择合适的水果。后熟期的水果提前吃对血糖影响相对较小，而过度成熟的水果糖分含量可能较高。不同品种的水果，其生长地点、时间、季节、成熟早晚不同，所以要尽量选择新下来的、非后熟期的水果，这样对血糖的影响可以降到最低。这和吃红薯是相似的道理，吃现挖红薯后血糖并不高，但吃完糖化红薯（储存一段时间后的红薯蒸熟或烤熟后会发生糖化反应，即红薯中的淀粉转化为糖）后血糖就升高了。

2 选择合适的时间，少量多次食用。对于糖尿病患者来说，尽量选择在两餐之间，可以避免餐后血糖出现明显波动。饭前或饭后立即吃水果对血糖影响比较大。我有位朋友一次吃完一个大苹果后，血糖就升高了，后来在我的建议下，她把一个苹果分3次吃，上午吃1/3，下午吃1/3，晚上再吃1/3，观察了3天餐后2小时血糖，结果血糖波动并不大。

3 合适的量。糖尿病患者可以适当吃一些水果，但要避免一次性摄入大量高糖水果（比如菠萝、芒果、榴莲等）。需注意的是，过量食用低糖水果也可能导致糖分摄入过多。吃水果时可以和家人分着吃，每次水果量为50~100克。应季水果想吃

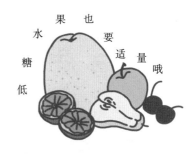

就吃一点，但要控制量。比如草莓一次吃500克就不行，樱桃一次吃一盘也不行，您可以每天吃几次，每次吃几个。

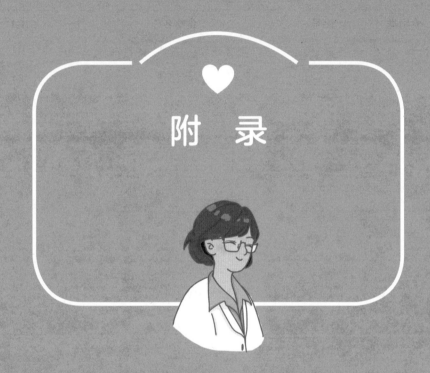

附　录

259 种食物血糖生成指数

数据来源：参考《中国食物成分表》（标准版第 6 版第 1 册）及

WS/T 652-2019《食物血糖生成指数测定方法》

食物类	序号	食物名称	GI
糖类	1	葡萄糖	100
	2	绵白糖	84
	3	蔗糖	65
	4	果糖	23
	5	乳糖	46
	6	麦芽糖	105
	7	蜂蜜	73
	8	胶质软糖	80
	9	巧克力	49
	10	MM 巧克力	32
	11	方糖	65
谷类及制品	12	*小麦（整粒煮）	41
	13	*粗麦粉（蒸）	65
	14	*面条（强化蛋白质，细煮）	27
	15	*面条（全麦粉，细）	37
	16	*面条（白细，煮）	41
	17	*面条（硬质小麦粉，细煮）	55
	18	*线面条（实心，细）	35
	19	*通心面（管状，粗）	45
	20	面条（小麦粉，硬，扁粗）	46

食物类	序号	食物名称	GI
谷类及制品	21	面条（硬质小麦粉，加鸡蛋，粗）	49
	22	面条（硬质小麦粉，细）	55
	23	面条（挂面，全麦粉）	57
	24	面条（挂面，精制小麦粉）	55
	25	馒头（全麦粉）	82
	26	馒头（精制小麦粉）	85
	27	馒头（富强粉）	88
	28	烙饼	80
	29	油条	75
	30	稻麸	19
	31	＊米粉	54
	32	大米粥	69
	33	大米饭（籼米，糙米）	71
	34	大米饭（粳米，糙米）	78
	35	大米饭（籼米，精米）	82
	36	大米饭（粳米，精米）	90
	37	＊黏米饭/含直链淀粉高，煮	50
	38	＊黏米饭/含直链淀粉低，煮	88
	39	黑米饭	55
	40	速冻米饭	87
	41	糯米饭	87
	42	大米糯米粥	65
	43	黑米粥	42
	44	大麦（整粒，煮）	25
	45	大麦粉	66

食物类	序号	食物名称	GI
谷类及制品	46	黑麦（整粒，煮）	34
	47	玉米（甜，煮）	55
	48	玉米面（粗粉，煮）	68
	49	玉米面粥	50
	50	玉米糁粥	51
	51	玉米饼	46
	52	玉米片（市售）	79
	53	玉米片（高纤维，市售）	74
	54	小米（煮）	71
	55	小米粥	60
	56	米饼	82
	57	荞麦（黄）	54
	58	荞麦面条	59
	59	荞麦面馒头	67
	60	燕麦麸	55
	61	莜麦饭（整粒）	49
	62	糜子饭（整粒）	72
	63	燕麦饭（整粒）	42
	64	*燕麦片粥	55
	65	*即食燕麦粥	79
	66	白面包	75
	67	全麦（全麦面包）	74
	68	面包（未发酵小麦）	70
	69	印度卷饼	62
	70	薄煎饼（美式）	52

食物类	序号	食物名称	GI
谷类及制品	71	意大利面（精制面粉）	49
	72	意大利面（全麦）	48
	73	乌冬面	55
	74	饼干（小麦片）	69
薯类、淀粉及制品	75	马铃薯	62
	76	＊马铃薯（煮）	66
	77	＊马铃薯（烤）	60
	78	＊马铃薯（蒸）	65
	79	＊马铃薯（用微波炉烤）	82
	80	＊马铃薯（烧烤，无油脂）	85
	81	＊马铃薯泥	87
	82	马铃薯粉条	13.6
	83	马铃薯片（油炸）	60
	84	炸薯条	60
	85	甘薯（山芋）	54
	86	甘薯（红，煮）	77
	87	藕粉	33
	88	红薯粉（苕粉）	35
	89	粉丝汤（豌豆）	32
豆类及制品	90	黄豆（浸泡）	18
	91	黄豆（罐头）	14
	92	黄豆挂面（有面粉）	67
	93	豆腐（炖）	32
	94	豆腐（冻）	22
	95	豆腐干	24

食物类	序号	食物名称	GI
	96	绿豆	27
	97	绿豆挂面	33
	98	蚕豆（五香）	17
	99	扁豆	38
	100	扁豆（红，小）	26
	101	扁豆（绿，小）	30
	102	扁豆（绿，小，罐头）	52
	103	小扁豆汤（罐头）	44
	104	利马豆（棉豆）	31
	105	利马豆（加 5 克蔗糖）	30
	106	利马豆（加 10 克蔗糖）	31
	107	利马豆（嫩，冷冻）	32
豆类及制品	108	鹰嘴豆	33
	109	鹰嘴豆（罐头）	42
	110	*咖喱鹰嘴豆（罐头）	41
	111	*青刀豆	39
	112	青刀豆（罐头）	45
	113	*豌豆	42
	114	黑马诺豆	46
	115	黑豆汤	46
	116	四季豆	27
	117	四季豆（高压处理）	34
	118	*四季豆（罐头）	52
	119	*芸豆	24

食物类	序号	食物名称	GI
蔬菜类	120	＊甜菜	64
	121	胡萝卜（金笋）	71
	122	南瓜（倭瓜、番瓜）	75
	123	麝香瓜	65
	124	山药（薯蓣）	51
	125	雪魔芋	17
	126	芋头（蒸芋艿/毛芋）	48
	127	朝鲜笋	15
	128	芦笋	15
	129	绿菜花	15
	130	菜花	15
	131	芹菜	15
	132	黄瓜	15
	133	茄子	15
	134	鲜青豆	15
	135	莴笋（各种类型）	15
	136	生菜	15
	137	青椒	15
	138	西红柿	15
	139	菠菜	15
	140	＊胡萝卜（煮）	39
水果类及制品	141	苹果	36
	142	梨	36
	143	桃	28
	144	桃（罐头，含果汁）	30

食物类	序号	食物名称	GI
水果类及制品	145	桃（罐头，含糖浓度低）	52
	146	桃（罐头，含糖浓度高）	58
	147	杏干	31
	148	杏罐头，含淡味果汁	64
	149	李子	24
	150	樱桃	22
	151	葡萄	43
	152	葡萄干	64
	153	葡萄（淡黄色，小，无核）	56
	154	猕猴桃	52
	155	柑（橘子）	43
	156	柚	25
	157	巴婆果	58
	158	菠萝	66
	159	芒果	55
	160	芭蕉（甘蕉、板蕉）	53
	161	香蕉	52
	162	香蕉（生）	30
	163	西瓜	72
	164	哈密瓜	70
	165	枣	42
	166	*草莓酱（果冻）	49
种子类	167	花生	14
	168	腰果	25

食物类	序号	食物名称	GI
乳及乳制品	169	牛奶	27.6
	170	牛奶（加糖和巧克力）	34
	171	牛奶（加人工甜味剂和巧克力）	24
	172	全脂牛奶	27
	173	脱脂牛奶	32
	174	低脂奶粉	11.9
	175	降糖奶粉	26
	176	老年奶粉	40
	177	克糖奶粉	47.6
	178	酸奶（加糖）	48
	179	酸乳酪（普通）	36
	180	酸乳酪（低脂）	33
	181	酸乳酪（低脂，加人工甜味剂）	14
	182	豆奶	19
	183	冰淇淋	51
	184	酸奶（水果）	41
	185	豆奶	34
速食食品	186	大米（即食，煮1分钟）	46
	187	大米（即食，煮6分钟）	87
	188	小麦片	69
	189	燕麦片（混合）	83
	190	荞麦方便面	53
	191	即食羹	69
	192	营养饼	66
	193	*全麦维	42

食物类	序号	食物名称	GI
	194	*可可米	77
	195	*卜卜米	88
	196	*比萨饼（含乳酪）	60
	197	汉堡包	61
	198	白面包	88
	199	面包（全麦粉）	69
	200	面包（粗面粉）	64
	201	面包（黑麦粉）	65
	202	面包（小麦粉，高纤维）	68
	203	面包（小麦粉，去面筋）	70
	204	面包（小麦粉，含水果干）	47
	205	面包（50%~80% 碎小麦粒）	52
速食食品	206	面包（75%~80% 大麦粒）	34
	207	面包（50% 大麦粒）	46
	208	面包（80%~100% 大麦粉）	66
	209	面包（黑麦粒）	50
	210	面包（45%~50% 燕麦麸）	47
	211	面包（80% 燕麦粒）	65
	212	面包（混合谷物）	45
	213	新月形面包	67
	214	棍子面包	90
	215	燕麦粗粉饼干	55
	216	油酥脆饼干	64
	217	高纤维黑麦薄脆饼干	65
	218	竹芋粉饼干	66

食物类	序号	食物名称	GI
速食食品	219	小麦饼干	70
	220	苏打饼干	72
	221	格雷厄姆华饼干	74
	222	华夫饼干	76
	223	香草华夫饼干	77
	224	膨化薄脆饼干	81
	225	闲趣饼干	47
	226	牛奶香脆饼干	39
	227	酥皮糕点	59
	228	爆玉米花	55
饮料类	229	苹果汁	41
	230	水蜜桃汁	33
	231	巴梨汁（罐头）	44
	232	菠萝汁（不加糖）	46
	233	柚子果汁（不加糖）	48
	234	橙汁（纯果汁）	50
	235	橘子汁	57
	236	可乐饮料	40
	237	芬达软饮料	68
	238	啤酒（澳大利亚产）	66
	239	冰淇淋	61
	240	冰淇淋 / 低脂	50
混合膳及其他	241	馒头 + 芹菜炒鸡蛋	49
	242	馒头 + 酱牛肉	49
	243	馒头 + 黄油	68

食物类	序号	食物名称	GI
混合膳及其他	244	饼 + 鸡蛋炒木耳	48
	245	饺子 / 三鲜	28
	246	包子 / 芹菜猪肉	39
	247	硬质小麦粉肉馅馄饨	39
	248	牛肉面	89
	249	米饭 + 鱼	37
	250	米饭 + 芹菜炒猪肉	57
	251	米饭 + 炒蒜苗	58
	252	米饭 + 蒜苗炒鸡蛋	68
	253	米饭 + 红烧猪肉	73
	254	玉米粉加入人造黄油 / 煮	69
	255	猪肉炖粉条	17
	256	西红柿汤	38
	257	二合面窝头 / 玉米面 + 面粉	65
	258	牛奶蛋糊 / 牛奶 + 淀粉 + 糖	43
	259	黑五类粉	58

注：* 表示数据引自国外数据。

附录 2

等值食物交换表

数据来源：参考团体标准 T/CNSS 020—2023《食物交换份》&
北京协和医院营养科

等值谷薯类食物交换表

（每份谷薯类食物提供蛋白质 2 克，碳水化合物 20 克，热量 90 千卡）

食品	重量（克）
大米、小米、糯米、薏米、高粱米	25
面粉、米粉、玉米面、杂面、荞麦面、莜麦面、苦荞面	25
各种挂面、龙须面、通心粉	25
油条、油饼、苏打饼干	25
绿豆、红豆、芸豆、干豌豆	25
干粉条、干莲子	25
烧饼、烙饼、馒头、咸面包、窝头	35
土豆	100
鲜玉米（1 个，中等大小，带棒心）	200

等值蔬菜类食物交换表

（每交换份蔬菜类食物提供蛋白质 5 克，碳水化合物 17 克，热量 90 千卡）

食品	重量（克）
大白菜、圆白菜、菠菜、油菜	500
韭菜、茴香、茼蒿	500
芹菜、苤蓝、莴笋、油菜薹、芥蓝	500
西葫芦、西红柿、冬瓜、苦瓜、黄瓜、茄子、丝瓜	500

注：1 千卡（KCAL）=4.184 千焦耳（KJ）。

食品	重量（克）
苋菜、龙须菜	500
绿豆芽、鲜蘑、水浸海带	500
白萝卜、青椒、茭白、冬笋	400
南瓜、菜花	350
扁豆、洋葱、蒜苗	250
胡萝卜	200
山药、荸荠、藕、凉薯	150
慈姑、百合、芋头	100
毛豆、鲜豌豆	70

等值肉蛋类食物交换表

（每交换份肉蛋类食物提供蛋白质9克，脂肪6克，热量90千卡）

食品	重量（克）
熟红腿、香肠	20
五花猪肉	25
叉烧肉（无糖）、午餐肉、酱牛肉、酱鸭肉、大肉肠	35
瘦猪肉、牛肉、羊肉	50
排骨	50
鸭肉、鸡肉、鹅肉	50
鸡蛋（1大个，带壳）	60
鸭蛋、松花蛋（1大个，带壳）	60
鹌鹑蛋（6个，带壳）	60
草鱼、鲤鱼、甲鱼、比目鱼、带鱼	80
大黄鱼、鳝鱼、黑鲢、鲫鱼	80
对虾、青虾、鲜贝	80

食品	重量（克）
兔肉	100
蟹肉、水浸鱿鱼	100
鸡蛋清	150
水浸海参	350

等值豆类食物交换表

（每交换份豆类提供蛋白质 9 克，脂肪 4 克，碳水化合物 4 克，热量 90 千卡）

食品	重量（克）
大豆（黄豆）、大豆粉	25
豆腐丝、豆腐干	50
北豆腐	100
南豆腐（嫩豆腐）	150
豆浆（黄豆 1 份加水 8 份，磨浆）	400

等值乳制品交换表

（每交换份乳制品提供蛋白质 5 克，脂肪 5 克，碳水化合物 6 克，热量 90 千卡）

食品	重量（克）
奶粉	20
脱脂奶粉	25
奶酪	25
无糖酸奶	130
牛奶	160
羊奶	160

等值水果类食物交换表

（每交换份水果提供蛋白质 1 克，碳水化合物 21 克，热量 90 千卡）

食品	重量（克）
柿子、香蕉、鲜荔枝（带皮）	150
梨、桃、苹果（带皮）	200
橘子、橙子、柚子（带皮）	200
猕猴桃（带皮）	200
李子、杏（带皮）	200
葡萄（带皮）	200
草莓	200
西瓜	500

等值油脂、坚果类交换表

（每交换份油脂、坚果类提供脂肪 10 克，热量 90 千卡）

食品	重量（克）
各种动物油、植物油（如花生油、香油、黄油、猪油等）	10
核桃、杏仁、花生米	25
葵花子（带壳）	25
西瓜籽（带壳）	40